主编◎刘香春

# 高原地区

内分泌疾病验案

中国中医药出版社

·北京·

**图书在版编目（CIP）数据**

高原地区内分泌疾病验案 / 刘香春主编 . -- 北京：
中国中医药出版社 , 2024. 12.
ISBN 978-7-5132-9053-1

Ⅰ. R58

中国国家版本馆 CIP 数据核字第 2024V3L497 号

中国中医药出版社出版
北京经济技术开发区科创十三街 31 号院二区 8 号楼
邮政编码　100176
传真　010-64405721
河北品睿印刷有限公司印刷
各地新华书店经销

开本 880×1230　1/32　印张 4　字数 89 千字
2024 年 12 月第 1 版　2024 年 12 月第 1 次印刷
书号　ISBN 978 - 7 - 5132 - 9053 - 1

定价　48.00 元
网址　www.cptcm.com

**服 务 热 线　010-64405510**
**购 书 热 线　010-89535836**
**维 权 打 假　010-64405753**

**微信服务号　zgzyycbs**
**微商城网址　https://kdt.im/LIdUGr**
**官 方 微 博　http://e.weibo.com/cptcm**
**天猫旗舰店网址　https://zgzyycbs.tmall.com**

如有印装质量问题请与本社出版部联系（010-64405510）

# 《高原地区内分泌疾病验案》
# 编 委 会

# 前　言

　　本人自 1986 年毕业于青海医学院（现青海大学医学院）中医系以来，扎根青藏高原，从事中医临床诊疗工作三十余载。学习之路艰辛曲折，"中医→西医→中西医→中医"是我学习中医的心路历程。现在，我已从最初懵懂、青涩的中医学子转变为对中医有着坚定、执着追求的临床医生，能够使临床实践工作变得更有意义，长期为更多患者提供中医药服务，我很是欢喜！

　　学术思想和临证经验是中医药学术特点、理论特质的集中体现，是鲜活而具有实用性的。本人以自身临床工作经历为基础，对内分泌疾病及常见并发症的中医理论内涵和外延进行了梳理，对中医经典文献中的见解、观点与临床应用成果进行了整理，对临床辨治经验进行了总结，对典型病案进行了系统分析，形成了具有地域特色的临证思维与诊疗风格，愿为读者提供参考与借鉴。

　　本书的编写完成得益于名中医工作室团队工作人员的大力支持和辛勤付出。书中记录的对病证的认识若有所偏颇，敬请读者提出宝贵的意见和建议，以便进一步完善和提高！

刘香春

2024 年 5 月

# 目　录

## 上 篇　学术思想及临证经验

## 下 篇　验案精粹

目录

上篇

学术思想及临证经验

# 第一章

# 学术思想

## 第一节
## 高原地区疾病易寒、易虚的核心病因病机

　　青海省名中医刘香春长年工作于青海地区，对高原地区的地域特点、气候变化有一定的了解，对高原地区居民的饮食偏嗜、体质差别颇有研究，在多年的临床观察与研究下，提出了高原地区疾病易寒、易虚的病机特点，并制订了相应的预防及辨证论治原则。

　　"天人合一""天人相应"是中医学对人与自然相统一的整体观念的高度归纳与总结，其核心为人体是一个有机整体，人体与外界环境也是一个整体。刘香春重视人与人、人与社会、人与自然的协调统一，提出高原地区疾病具有易寒、易虚的病机特点。我们可以从中医经典论述中追寻易寒、易虚理论的脉络。西北方是"天地所闭藏之域""其地高陵"，气候具有"风寒冰冽"的特点。《素问·五常政大论》说：是以地有高下，气有温凉，高者气寒，下者气热。《素问·天元纪大论》曰：天有五行，御五位，以生寒暑燥湿风。《素问·异法方宜论》说：北方者，天地之闭藏之域也，其地高陵居，风寒

冰冽，其民乐野处而乳食，脏寒生满病，其治宜灸焫，故灸焫者，亦从北方来。清代柯琴在《伤寒来苏集》中说：寒之伤人有三，早晚雾露，四时风雨，冬春霜雨，此天之寒气也；幽居旷室，砖地石阶，大江深泽，邃谷高山，地之寒气也。好饮寒泉，喜食生冷，酷嗜瓜果，误服冷药，人之寒气也。由此可见，寒本为六气之一，为冬令之主气，性属阴，乃万物生长化收藏所必需的正常之气。刘香春从青藏高原地区月、年平均温度，以及湿度、气压等地理气候因素的角度出发，指出高原地区具有寒冷、缺氧、干燥、多风及辐射强的地域特点，如果寒气过重或寒冷气候持续时间较长，超过了人的抵抗与承受能力，就会使人出现以寒为主要特点的症状，寒气转化为寒邪，则成为致病因素。

刘香春指出，高原地区寒邪致病多兼有燥，除环境气候因素所致的外燥外，饮食习惯因素所致的内燥也较为多见。高原地区居民多喜食肥甘厚味、辛辣炙煿之品，吃肉及乳制品偏多，易致脾胃受损，水湿不运，积湿生热，耗损阴津，形成内燥，因此在寒邪所致的脏腑功能损伤方面也与其他地区的表现有一定差别。刘香春认为，寒而兼燥，更易损伤肺、脾、肾三脏的阳气，导致虚损的产生。肺主一身之气，肺所主之气护卫肌表，防御外邪入侵。肺是人体主呼吸功能的器官，通过呼吸，自然之清气进入胸中，与脾运化传输来的水谷之精气相结合，生成宗气。由于高原缺氧影响了肺的呼吸功能，所以使宗气的生成受到影响，也使全身之气的生成受到影响。肺居上焦，为五脏华盖，寒邪最易侵犯肺卫。皮肤是人体的藩篱，具有屏障作用。肺合皮毛，肺宣发卫气于皮毛，"卫气者，为言护卫周身，温分肉，肥腠理，不使外邪侵袭也"。寒邪属阴，阴盛必会伤阳，太阳为六经之藩篱，受邪首当其冲。当人体肺气虚，防御功能低下时，势必不能抗邪，寒邪易于入侵而产生疾病。《温病条辨》云：再寒为阴邪，虽《伤寒论》中亦言中风，此风从西北方来，乃巂发之寒风也，最善收引，阴盛必伤阳，故首郁遏太阳经中之阳气，而为头痛、身热等证。《灵枢·刺节真邪》曰：寒则地冻水冰，人气在中，皮肤致，腠理闭，汗不出，血气强，肉坚涩。寒邪伤阳首先影响的是太阳经表之卫气，可致卫气失温、卫外失固等。阳气受损，失去正常的卫外防御、温煦气化功能，则可出现多种寒证，《灵枢·口问》所说"寒气客于皮肤，阴气盛，阳气虚……"即是此意。

刘香春认为寒邪侵袭肌表，既可损伤卫阳之气，也可直中脏腑，损伤脏腑阳气，其中以损伤脾肾阳气为主。脾为阴土，其性喜燥而恶湿，赖阳以煦之。寒邪侵袭及饮食寒凉可损伤脾阳，主要体现在脾之运化失职上，如《素问·调经论》所说：因寒饮食，寒气熏满，则血泣气去，故曰虚矣。刘香春强调，寒邪损伤脾阳是一个渐进的过程，还强调体质偏寒之人较常人更易出现以阳气虚损、阴寒内盛为主要病机的病证，即《素问·痹论》所论：其寒者，阳气少，阴气多，与病相益，故寒也。同时，由于肺与脾胃之间关系密切，寒邪外袭，营卫首当其冲，若营卫失调则致病。营卫皆化生于脾胃，即胃者卫之源，脾乃营之本。肺卫受邪与否，与脾胃功能的衰盛密切相关，脾胃强健，则元气充沛，营卫和调，"正气存内，邪不可干"，反之则寒邪易于乘虚而入，此所谓"邪之所凑，其气必虚"。

阳本可以制阴，但若寒邪过盛，反而会为阴寒所侮，致机体阳气损伤。寒邪不但能侵袭肌表，还能直中脏腑，损伤肾脏阳气，如清代尤在泾在《伤寒贯珠集》中所述：少阴中寒，二三日不已，至四五日，邪气递深而脏受其病矣。肾为先天之本，内藏元阴元阳，能温煦全身的脏腑、经络及形体，激发运动、兴奋和气化功能，所以肾阳旺则全身之阳皆旺，肾阳衰则全身之阳皆衰，如《温热逢源》所云：寒邪潜伏少阴，寒必伤阳；肾阳既弱，则不能蒸化而鼓动之。由于肾与肺存在经气相通、相生及阴阳互资的关系，共司呼吸、运动及水液代谢，因而在病理上存在相互影响、传变的关系。肾阳为诸阳之根，若肾阳不足，不能资助肺阳，则可导致肺阳亏虚，最终形成肺肾阳虚之证。

概而言之，寒为冬令之主气，凛冽冰寒，其性属阴，最易损伤肺、脾、肾三脏之阳气，阳气损伤又可致使脏腑内寒更甚，进而复伤阳气，导致脏腑功能虚损。临床上，高原地区许多常见病的发病原因都与寒冷刺激有关，寒邪伤阳后可导致机体脏腑功能减退，对本已患病的患者来说，可使所患疾病加重或复发，比如对患有慢性支气管炎、肺气肿、肺源性心脏病、支气管哮喘、糖尿病等疾病的人群来说，在受到寒冷刺激后，上述疾病的复发率会明显增高。

## 第二节
# 五脏虚损，重在肺、脾、肾三脏并治

古代医家认为气是构成万物的本源，是构成和维持人体生命活动的基本物质，它既是脏腑功能的表现，又是脏腑活动的产物。气机升降出入是人体新陈代谢的基本形式，如果升降出入停止，人体也就消亡了。气运行于全身，具有推动、温煦、防御、固摄、气化的功能，与人体的生理、病理有非常密切的关系，而气的化生及运行与肺、脾、肾三脏直接相关，因此刘香春非常重视调节肺、脾、肾功能在疾病治疗中的应用。

在内伤病的形成过程中，李东垣提出"百病皆由脾胃衰而生"，脾与胃互为表里，一脏一腑，经脉相互络属，受纳腐熟，运化水谷，统摄血液，为五脏六腑生理功能的维持提供营养，使五脏六腑、四肢百骸得到濡养，故称胃为"水谷之海""六腑之大源"，称脾为"后天之本"。《灵枢·海论》云"胃者为水谷之海"，又有《素问·平人气象论》指出人以胃气为本，均说明胃气对生命活动非常重要，胃气的盛衰关系到机体健康与否，关系到机体的存亡。脾胃是元气之根，元气是健康之本，脾胃损伤，气生成不足，元气不充，而诸病之所由生也。脾胃内伤，则水谷精微输布不利，五脏气血亏虚，会导致人体升降出入的气化功能发生障碍。脾升胃降是全身气机升降运行的枢纽，一旦脾胃的升降功能失常，或只降不升，或只升不降，便会导致气机逆乱，出现"清气不升，浊气不降，清浊相干，乱于胸中"，进而影响其他脏腑功能。刘香春治疗疾病时刻关注脾胃，以健运脾胃、辛开苦降为大法，临证处方时擅用补益脾胃的药物。

肺为华盖，居人体上焦，主气，司呼吸，主宣发肃降，朝百脉而主治节。其中，肺主呼吸之气和主一身之气是肺最重要的生理功能。肺是人体与外界进行气体交换的场所，通过吸入自然界的清气，呼出体内产生的浊气，完成吐故纳新。肺主一身之气，营气、卫气、宗气、元气的生成与盛衰均与肺密切相关，对全身气的升降出入运动有着极其重要的调节作用。

肾为先天之本，封藏之本。肾所藏之精气推动人体的生长发育及生殖，对全身气血津液运行及脏腑功能也具有重要的调节作用。《灵素节注类编》曰：肾主蛰藏，凡一身之精，由脾输化摄聚，归藏于肾，故为生气之本。肾主纳气是肾主封藏作用的具体体现，肾对一身之气的功能活动具有重要的调节作用。

刘香春认为，肺主气，脾益气，肾纳气，三脏在生理上相生，在功能上互用，在气的生成及功能发挥方面相互协调、促进，密不可分。肺主气与主宣发肃降的功能均以肺气充沛为基础，从脏腑协调、生克乘侮的关系上入手，使肺金充实，肺气充盛，不仅可以有效地抵御外邪侵入，预防疾病，而且可以防止疾病传变，阻断内传之途径。肺气源于脾胃，若脾胃虚弱，则肺气不足，宣降失常，体倦乏力，少气懒言。脾为后天之本，其运化水谷精微的功能有赖于肾阳之温煦，肾之阴阳又依赖脾胃化生的气血来濡养。人的呼吸运动由肺主管，肺吸入的清气，须下藏于肾，由肾摄纳，这样才能保证呼吸具有一定深度，从而保证体内外气体的正常交换。如果肾摄纳无权，吸入之清气不能下归于肾，则呼吸运动会出现异常。《类证治裁》云：肺为气之主，肾为气之根，肺主出气，肾主纳气，阴阳相交，呼吸乃和。概而言之，三脏中肺为主气之枢，脾为生气之源，肾主纳气，封藏之本。刘香春指出，肺、脾、肾三脏之间相互协调，相互制约，维持气升降出入的动态平衡，即所谓"气化"，是人体生命活动的根本，而气化失常形成的病理过程也是疾病的发生发展过程。《素问·六微旨大论》说：故无不出入，无不升降，化有大小，期有近远，四者之有，而贵常守，反常则灾害至矣。《素问·六微旨大论》说：是以升降出入，无器不有。因此，刘香春治疗疾病时特别重视以肺、脾、肾三脏为中心的功能调整，常常通过三脏并治，调畅、推动气化功能来治疗疾病。

刘香春在内科疾病的治疗上非常注重从调节气化功能的角度来调节脏腑功能，尤其是肺、脾、肾三脏的功能。气化运动是循环往复的升降出入和动静敛散，是有规律的，在上、中、下三焦进行，主要涉及肺、脾、肾三脏。注重脏腑功能的改善，使肺调畅气机、脾胃运转枢机及肾主封藏之功能达到协调统一，有助于确保三焦气化功能的正常发挥，如赵献可所言：而水升火降，斯无病矣。在恢复气化功能的治疗方面，刘香春认为温补宣通是理想之法，但切忌急功近利，否则欲速则不达，反而破坏了脏腑间的阴阳平衡。刘香春认为，临床最终的治疗目的是实现气的升降出入与动静敛散协调有序，因此在治疗虚损类疾病时尤其重视调节脏腑功能对恢复气化功能的作用。刘香春认为，肺的功能正常，就能升宣肺气、通调水道、补养肾气，常用升麻、蝉蜕、桔梗、白芷、薤白等，以促进上焦之气化；脾的功能正常，就能升清、输布精微、运化水液，常用炒薏苡仁、桔梗、炒白术、茯苓、陈皮等，以健脾益气、利水行湿，防止水湿痰浊阻遏气机；肾的功能正常，就能推动全身气化功能的运行，常用菟丝子、女贞子、桂枝等，以温补下焦，调畅气化运动。综上，内科虚损的治疗必以调补脏腑功能为基础，以宣肺、健脾、补肾为法，重在温通，但不可一味滋补，如此才可防患于未然。

## 第三节

## 疾病治疗，重视辨体

《黄帝内经》中就有关于体质、禀赋等方面的论述，从中可以看出古代医家对于体质与疾病的发生、发展、预后的关系已经有了全面的认识，比如《灵枢·寿夭刚柔》就记载"余闻人之生也，有刚有柔，有弱有强，有短有长，有阴有阳"，已认识到人体禀赋有阴阳、强弱的差异，体质状态在一定程度上决定寿命的长短。不同体质对病邪的易感性也有不同，比如《灵枢·五变》记载"肉不坚，腠理疏，则善病风……五脏皆柔弱者，善病消瘅……小骨弱肉者，善病寒热"，《灵枢·论勇》记载"赤色薄皮弱肉者，不胜冬之虚风也"，等等。

古人还认识到体质与人的性格有密切的关系，《灵枢·通天》曰：凡五人者，其态不同，其筋骨气血各不等。后世医家也认识到体质与疾病密切相关，比如叶天士就有"凡论病，先论体质、形色、脉象，以病乃外加于身也"之说，朱丹溪也有"肥人湿多，瘦人火多"之说，其中又以张景岳对于体质的论述最为全面、详细，《景岳全书》说：脏气各有强弱，禀赋各有阴阳……或以阴脏喜温暖，而宜姜、桂之辛热；或以阳脏喜生冷，而宜芩、连之苦寒；或以平脏，热之则可阳，寒之则可阴也。张仲景创立了三阴三阳的疾病认知体系，反映了体质在疾病发生、发展和转归中的决定作用，从而使人们对疾病的认识更加全面。

因此，刘香春非常重视中医体质学在临床治疗中的应用，认为人的各类体质是在先天禀赋、自然环境、宗教习俗、社会心理等诸多因素综合作用下形成的。体质是在中医整体观的指导下，对个体在某种特定条件下形成的生理特点的高度概况和总结，体质类型是相对稳定的，以此为基础分析人体的生理状态、疾病的性质与发展趋势，进而指导疾病的预防和辨证治疗，即所谓的"体质辨证"。刘香春非常重视这一辨证方法，善于在临床诊疗中应用，尤其善于在糖尿病及其并发症的辨证治疗中应用体质辨证。刘香春善于抓住体质特点，分析脏腑功能的生理差异，以及病机演变的倾向及转归。在诊疗过程中，刘香春不仅考虑邪气的性质与强弱，而且关注体质的差异，提出体质不同，病虽同但治法异，并将这一思想贯穿辨证治疗的全过程，取得了较好的临床疗效。

刘香春基于对经典的学习及多年的临床经验，根据糖尿病的基本病机，认为糖尿病患者的体质类型以阳明体质、少阳体质、太阴体质最为常见，临床多表现为阳明、少阳、太阴系统的病变。例如，阳明体质者平素形体健壮，精力旺盛，患病时多表现为多食善饮、大便易于秘结等阳明系统病变；少阳体质者平素多愁善感，患病时多表现为精神抑郁、口苦咽干、胸胁苦满等少阳系统病变；太阴体质者平素形体虚胖，食欲欠佳，面色萎黄，患病时多表现为乏力多汗、脘腹胀满、食少便溏等太阴系统病变。

刘香春指出，糖尿病属于中医学"消渴"的范畴，是一种复杂、可累及多系统的疾病，针对糖尿病患者的体质特点，采取相应的饮食干预是体现中医特色的重要治疗措施。糖尿病的营养调理以均衡营养、平衡膳食为原则，以中医基础理论为核心，强调整体观念、辨证论治，要做到药、食性味功能的统一，注重糖尿病饮食禁忌、食物性味与五脏的关系，根据食物的性味、归经、功效及营养价值，为不同体质的患者制订合理的健康食谱。例如，气虚质者多有脾胃虚弱，故而饮食不宜过于滋腻，可选择营养丰富而且易于消化的食物，如粳米、扁豆、香菇、小米、菜花、胡萝卜、枸杞子、苦瓜、芹菜、白萝卜等；阳虚质者可适当补充有温补脾肾功效的食物，如蒜苗、韭菜、小茴香、山药、栗子、刀豆、黄豆芽等；阴虚质者可选择能滋阴的饮食，如牛奶、百合、龟、鳖、乌梅等，少吃辛辣之品；痰湿质者饮食宜清淡，适当摄取能够健脾、宣肺、益肾、化湿的食物，如冬瓜、山楂、赤小豆、扁豆等，形体肥胖的痰湿之人应少食肥甘厚腻之品，可适当食用薏苡仁、莲子、茯苓、绿豆、冬瓜、苦瓜等清利化湿之品，忌辛辣燥烈之品。另外，在盛夏应注意不要过食寒凉之品。合理饮食不仅可以维持机体正常的生理活动，而且能够调整体质，达到防病治病的目的。清洁饮食、平衡膳食、多样化饮食有助于预防糖尿病。

刘香春在诊治疾病的过程中重视体质辨证，强调审机、辨质、辨病三种论治方式要有机结合，从整体和本质上把握疾病，以治病求本为原则治疗，即中医学的"因人制宜"，根据患者的具体情况在治疗时有所侧重，必会提高临床疗效。

依据糖尿病患者的体质特点，阳明体质者多喜食肥甘厚味，易致湿热内蕴，燥热内结，积滞壅塞不化，常见多食、大便秘结等里实热之证候，临床治之以清泄为主，常用方有承气汤、泻心汤等，常用药物有大黄、枳实、黄连、黄芩等；少阳体质者多有肝胆气郁，营卫虚弱，易患糖尿病视网膜病变、糖尿病性胃轻瘫、月经不调等，临床治之，或疏肝解郁，或清泄郁热，常用小柴胡汤、大柴胡汤、四逆散等；太阴体质者脾胃受困，中焦之气渐虚，运化失常，水谷精微不化，痰瘀内蕴，脾失统摄，常可导致虚胖无力，神疲气短，不耐劳累，易患糖尿病胃肠功能紊乱、糖尿病心脏病等，治之或清补，或清化，或补气与化湿药同用，常用参苓白术散、补中益气汤等。

根据多年的临床经验，刘香春认为糖尿病肥胖者多为脾虚胃强体质，非肥胖者多为肝肾阴虚体质。糖尿病初期肥胖者治以补益脾肾，兼清胃降浊，非肥胖者治以滋补肝肾，兼理气泄热。对于糖尿病中期患者，要关注体质特征，同时进行辨证论治。肥胖属肺胃实热者，治以清肺、泄胃、降浊；肥胖属气滞痰阻者，治以理气、化痰，兼疏肝健脾；肥胖属痰湿内盛者，治以化痰、消浊，兼健脾益肾；非肥胖属气郁肝旺者，治以养阴柔肝、清热解郁；非肥胖属肝阳亢盛者，治以平肝、潜阳、健脾、滋肾。对于糖尿病中晚期有并发症者，应根据受损脏腑的不同病理变化论治，并在不同病期辅以活血化瘀，预防变证丛生。

总之，体质因素是糖尿病及其并发症发生发展及演变的重要基础。糖尿病患者的体质差异往往会导致在患者患病后出现不同的病变特点与病变结果。体质辨识是中医辨证论治的基础，重视体质辨识，有助于突出中医个体化治疗优势，体现"治病求本"的特点，临床用于糖尿病及其并发症的治疗，常可取得较好疗效。

## 第四节
## 潜证治疗，重视辨病

刘香春一贯主张中西医并重，注重病证结合，强调中医学与西医学应相互补充，而不应相互对立。在中医学几千年的漫长发展过程中，无数先贤进行临床实践与理论总结，用可靠的疗效证实了中医学的有效性，应该为我们所继承。中医药治疗以辨证论治为原则，在此基础上以恢复机体阴阳平衡为核心，采用扶正祛邪、调整阴阳的方法来恢复健康，同时重视机体的个体差异性，以丰富的治疗手段来贯彻治则治法。当然，在临床上不能只辨证不辨病，否则势必会在一定程度上缺乏对疾病本质的把握，最终影响疗效。传统中医辨证论治多基于四诊采集的临床资料，借此辨明病因、病位、病性及邪正关系等，确定证型后确定治法，遣药用方，这是中医学的优势和特色所在。目前许多疾病，如高血压、糖尿病、代谢综合征等，在早期可能无任何症状可辨，医家对于无症状疾病的内涵有着"潜证"与"无证可辨"等不同认识，"潜证"即此类疾病表现不典型，或症状、体征缺失，"无证可辨"即指症状、体征不完整，类似观点的引入使中医学的传统四诊和辨证得到了延伸、拓展。

据此，刘香春提出了潜证治疗，辨病先于辨证，病证结合的诊治思路。刘香春认为中医学要充分利用现代科技手段，这样不但可以明确疾病的现代诊断，而且可以把握病情演变和发展趋势，只有将两者有机地结合，才能更好地解决临床实际问题，比如刘香春对糖尿病的诊治就体现了这一思想。刘香春在糖尿病的诊断、治疗过程中始终关注血糖的高低，将血糖作为辨病的核心要素。治疗中，由于中医治疗在血糖控制方面优势不明显，因此结合西医胰岛素治疗，可使患者的血糖在较短时间内获得良好的控制。中医通过辨证论治，在促进胰岛素分泌、改善胰岛素利用及减轻胰岛素抵抗方面能够发挥作用，能够从整体角度解决糖尿病的基本病理生理问题，从而减轻或预防相关并发症的发生发展，最终改善患者的预后。

当前对于血瘀证的研究，在中医血瘀证辨证论治的基础上，结合了现代检验检查技术的应用，证明了中医血瘀证真实存在，为临床提供了更为客观的用药指导依据，使我们对血瘀证的认识更进了一步。这一研究思路及方法可为今后中医基础理论的研究提供参考，并为临床治疗及疗效评价提供相应的客观依据。然而，目前普遍存在完全用西医学的研究模式和现代科学技术研究、评价中医药的现象，这完全违背了中医学的理论，近年来的各类实践也证明这条路是走不通的，只有遵循中医药自身的发展规律，发挥中医药的优势，提升临床疗效，中医药事业才能健康发展。

　　西医学与中医学的差异正好为二者相互结合、共同发展提供了机会，二者可以各取所长，做到优势互补。临床上，我们可以充分利用西医学的诊断优势，在中医辨证的同时更准确地把握疾病的转归、预后方向，使得对疾病的治疗更有针对性，从而获得更好的临床疗效。西医诊断学也可以看作中医望闻问切的延伸，是对中医诊断学的一种拓展。在这样的大环境下，中医学在理论及临床方面必须要不断发展与创新，这样才能更加有效地指导临床工作。刘香春反复强调中医学要在继承与创新中发展，继承是创新的基础，有创新才有发展。刘香春时刻关注西医学的发展，把握疾病治疗的新进展、新思路、新方法，提出既要弘扬中医学，也要关注中医药现代化，要在保持中医理论体系完整和保留传统特色的前提下，有选择地将现代科学技术的最新发展成果融入中医学，丰富中医学的诊断、治疗方法，使中医学能够更加适应时代需求。

# 第二章

# 临证经验

## 第一节
## 消渴治疗经验

糖尿病属于中医学"消渴"范畴，纵观历代医家对消渴的认识，多以阴虚、燥热立论，侧重于肺燥、胃热、肾虚，多遵循上消治肺、中消治胃、下消治肾的三消分治原则，以滋阴、清热为主要治法。然而，目前相当一部分糖尿病患者的临床表现与传统认识有较大差异，比如有的患者平素无明显不适，在体检或并发症出现时才发现自己患有糖尿病，这类患者阴虚燥热的症状并不明显，口渴、多饮、多尿等症状不明显，而是常表现为倦怠乏力，肢体酸软，或胃脘胀满，口淡食减，形体肥胖，这种情况的发生与现代人类生存环境、生活方式的变化有着紧密联系。人类整体的物质生活日益丰富，但人们的生活方式也愈加不健康，超重及肥胖者日渐增多，这已成为目前影响糖尿病发病的一个十分突出的诱因。此类患者在发病初期脾胃渐伤，但因津伤不著，故而口渴、多饮、多尿等症状不甚明显。脾失健运，聚湿生痰，痰浊内阻，故见形体肥胖。此类患者多合并高脂血症、高尿酸血症等代谢性疾病，从中医学角度来看高脂血症、高尿酸血症由血中之痰浊所致，是人体脏腑功能失调的结果。脏腑功能失调，尤其是脾胃虚弱，运化功能失常，可引起体内津液代谢障碍，水湿聚而成痰，变生痰浊。气是津液运行的动力，气行则水行，水道通调，津液归于正化，则痰无以生。正如清代尤在泾在《金匮翼》中所云：是以气行即水行，气滞即水滞。若脾胃气化功能正常，则水液代谢正常，痰浊无由而生，已生之痰浊也可化而自消。"饮食自倍，肠胃乃伤"，长期过多摄取高糖及高脂肪食物，或嗜酒烦劳，或失于保健养生，能量代谢失衡，则损伤脾土，使中焦壅滞，脾胃升降受阻，枢机不得斡旋，导致运化失职，气血亏虚而发为消渴。《灵枢·五变》就有"五脏皆柔弱者，善病消瘅"的记载，已认识到气血亏虚导致五脏失养，可引发消渴。

刘香春基于多年的临床经验，认为脾虚中满是消渴的基础病机并贯穿疾病始终，渐至气阴两虚，终至阴阳俱损，所以将消渴分为早、中两期，治疗上以健脾益气、解郁化湿、活血化瘀等为主，兼顾肺肾。至于病至阴阳俱损，各种兼症俱现的情况，则归为并发症进行辨证治疗。在疾病的发展过程中，脾虚可致痰、湿、热、浊内生，交织为患，错综复杂。气病及血，血瘀贯穿疾病始终是消渴病的特征性病变。针对消渴病脾虚中满的病机，当以健脾益气、开壅解郁为法，治以六君子汤或参苓白术散加味以健脾益气，或选用泻心汤类以辛开苦降、开壅解郁。从脾胃论治消渴是治本之法，结合西医降糖基础治疗，能够较好地缓解症状，预防并发症的发生发展。

## 一、早期

### 1. 肝胃郁热证

临床表现：形体肥胖（以腹型肥胖为主），郁郁寡欢，或烦躁，口干，口苦，或口臭，怕热，大便秘结，手足心热。舌质红，苔黄厚或腻，脉滑有力。

治法：解郁清热。

基础方药：大柴胡汤加减。黄芪20g，柴胡10g，黄芩20g，黄连10g，枳实15g，大黄10g，赤芍10g，清半夏15g，干姜6g，鸡血藤30g，甘草6g。

### 2. 热盛伤津证

临床表现：形体消瘦，口渴欲饮，喜冷饮，心烦，大便干结。舌质红，苔黄燥少津，脉细滑。

治法：清热养阴，生津润燥。

基础方药：白虎加人参汤加减。太子参30g，石膏30g（先煎），知母20g，生地黄30g，麦冬15g，牡丹皮10g，当归10g，甘草10g。

### 3. 膏浊内阻证（肥胖型）

临床表现：形体臃肿、肥胖（以腹型肥胖为主），神情倦怠，胸胁痞满，肢体困重。舌体胖大，舌质淡暗或暗红，苔白腻或黄腻，脉沉滑。

治法：健脾益气，消膏转浊。

基础方药：半夏泻心汤加减。法半夏20g，黄芩20g，黄连15g，太子参15g，白术15g，茯苓20g，浙贝母20g，荷叶10g，山楂15g，红曲10g，泽泻20g，甘草6g。

## 二、中期

### 1. 气阴两虚证

临床表现：面色萎黄或少华，口渴多饮，多尿，倦怠乏力，可见少气懒言，心悸怔忡，食少纳差。舌淡或红，苔薄或欠润，脉沉细。

治法：益气养阴，活血通络。

基础方药：降糖通脉汤加减。黄芪 40g，生地黄 15g，熟地黄 15g，天冬 10g，麦冬 10g，黄连 15g，丹参 20g，太子参 15g，葛根 20g，茯苓 10g，甘草 6g。

### 2. 气虚血瘀证

临床表现：面色少华或晦暗，倦怠乏力，气短懒言，头晕目眩，肢体麻木或疼痛，口唇色暗。舌质暗，可见瘀斑或瘀点，可见舌下脉络瘀紫，脉沉涩。

治法：益气活血。

基础方药：补阳还五汤加减。黄芪 30g，当归 10g，赤芍 15g，川芎 10g，茯苓 15g，地龙 10g，桃仁 20g，红花 15g，鸡血藤 30g，川牛膝 15g。

活血化瘀法既能消除消渴病的病理产物，又能阻断病变之源，具有非常重要的临床应用价值，要贯穿糖尿病治疗的始终，同时要注意活血化瘀药易损伤脾胃，使用时要注意保护胃气。

# 消渴肾病治疗经验

　　糖尿病肾病属于中医学"消渴""水肿""虚劳""关格"等范畴。随着消渴病情的进展会逐渐出现肾脏的病变，最终导致全身脏腑功能衰退，出现"关格"等危重证候。一般认为，消渴日久，迁延不愈，伤阴耗气，日久及肾，渐至气血阴阳俱虚，五脏俱损，导致湿浊停滞，瘀血内阻，三焦壅滞，经脉闭塞，气机不利，水湿泛溢，而见各种变证。消渴肾病属本虚标实、虚实夹杂之证。

　　刘香春认为，消渴肾病虽然病程较长，病机较为复杂，但纵观其发生发展及临床表现，消渴肾病乃由消渴久病不愈，迁延反复伤肾所致，其基本病机当为阳虚不运，瘀血湿浊内阻。《景岳全书》言：虚邪之至，害归少阴，五脏所伤，穷必及肾。《周慎斋遗书》曰：人生之来，其原在肾，人病之来，亦多在肾，肾者，命之根也。病为肾伤，肾内寓元阴元阳，为五脏六腑阴阳之根，脏腑功能活动之本，一有耗伤，则诸脏皆病，必然产生一系列虚实错杂的病理变化。肾藏先、后天之精，《素问·六节藏象论》曰：肾者，主蛰，封藏之本，精之处也。肾气由肾精所化，肾阴与肾阳是肾气的两种不同属性，皆由肾精所化生。肾阳为一身阳气之本，具有推动和温煦脏腑经络的功能，可促进精血津液的化生、运行和输布，即促进脏腑气化过程。《素问·阴阳应象大论》云"阳生阴长，阳杀阴藏。阳化气，阴成形"，《素问·生气通天论》云"阳气者，精则养神，柔则养筋"，均揭示了阳气的气化温养功能。由于阳气在脏腑功能活动中占主导地位，如《素问·生气通天论》所说"阳气者，若天与日，失其所，则折寿而不彰，故天运当以日光明"，因而如果肾阳虚衰，不能温养脏腑经络，则五脏气化不利，气机升降失常。赵献可认为，命门为十二经之主，肾无此则无以作强，而伎巧不出矣；膀胱无此则三焦之气不化，而水道不行矣；脾胃无此则不能蒸腐水谷，而五味不出矣；肝胆无此则将军无决断，而谋虑不出矣；大小肠无此则变化不行，而二便闭矣；心无此则神明昏，而万事不能应矣。《素问·汤液醪醴论》云：其有不从毫毛而生，五脏阳以竭也，津液充郭，其魄独居，孤精于内，气耗于外，形不可与衣相保，此四极急而动中，是气拒于内，而形施于外。阳气虚损则气化无力，脏腑功能失调，水湿内聚为饮为痰而成浊毒之邪。气不行血，阳气不足，血寒而凝，血运不畅而为瘀，瘀血既成，阻碍气机运行，使三焦不利，水道不通，又可加重诸症，并成为致病因素。瘀血与湿邪相合，湿瘀胶结，终致三焦壅滞，经脉闭塞，玄府郁闭，水湿内停，泛滥肌肤。肾阴为一身阴气之本，"五脏之阴气，非此不能滋"，病及肾，肾阴亦为之所伤，肾阴亏虚，则一身阴气衰少，凉润、静谧之功受损，阴虚导致阴不制阳，则阳气相对偏盛，处于虚性亢奋的病理状态。虚阳亢于外而不潜降，封藏失司，肾精亏虚，阴气留滞，则变证丛生。肾阴、肾阳可分而不可离，共同影响着消渴肾病的发生发展。

简而言之，消渴肾病乃本虚标实之证，阳虚不运为其本，瘀血湿浊内阻为其标。三焦壅滞，经脉闭塞，水湿内停泛滥肌肤，肾病乃成。

## 第三节

# 高原地区消渴肾病治疗经验

刘香春在重新认识消渴肾病病机的基础上，结合高原地区地域环境的特点，确立了消渴肾病温阳化瘀祛浊的治疗原则，治疗时重在温补肾阳，振奋全身之阳气，令阳气生发鼓动有力，汗出自然开阖有度。阳气充沛，玄府宣通，则气机条畅，经脉通利，津液流畅，自然瘀祛新生，水湿得化，五脏健运。《景岳全书》提出水肿当治以温阳化气行水：凡治肿者，必先治水，治水者，必先治气。若气不能化，则水必不利。唯下焦之真气得行，始能传化。唯下焦之真水得位，始能分清。玄府宣通则汗出有度，故而汗法乃治疗玄府郁闭之基本法则。《素问·阴阳别论》云：阳加于阴谓之汗。吴鞠通也在《温病条辨》中提出：汗也者，合阳气阴精蒸化而出者也……盖汗之为物，以阳气为运用，以阴精为材料。可见，汗出是由阳气作用于阴液，使之外达而实现的。早在《黄帝内经》中就有运用汗法祛除肌表之邪的描述，汗法是治疗外感病的主导思想。《素问·阴阳应象大论》云"故善治者治皮毛，其次治肌肤，其次治筋脉，其次治六腑，其次治五脏。治五脏者，半死半生也"，又云"其有邪者，渍形以为汗，其在皮者，汗而发之"，可谓是发汗以解表祛邪思想的具体体现。对于水气病的治疗，《黄帝内经》提出了发汗、利小便的基本原则。《素问·汤液醪醴论》云"平治于权衡，去宛陈莝……开鬼门，洁净府，精以时服，五阳已布，疏涤五脏，故精自生，形自盛，骨肉相保，巨气乃平"，已明确认识到"开鬼门，洁净府"可使五脏阳气输布，功能协调，形身相合，是治疗水气病的基本方法。其后，张仲景发展了《黄帝内经》中相关的治疗理论，构建并完善了水气病的辨证论治体系，在《金匮要略·水气病脉证并治》中就明确提出了"诸有水者，腰以下肿，当利小便；腰以上肿，当发汗乃愈"的原则，将人体分为上部、下部来论治水气病。尤在泾言"腰以下为阴，阴难得汗而易下泄，故当利小便，腰以上为阳，阳易外泄，故当发汗，各因其势而利导之也"，体现了《黄帝内经》因势利导的思想。刘香春认为，纵观仲景对水气病的治疗，其实发汗与利小便二者可分而不可离，由气化相连。利水之所以发汗，是知水能化气，气能行水之故。柯琴亦有类似的认识，即"发汗分形层之次第，利水定三焦之高下，皆所以化太阳之气也"，较为清晰地揭示了气化是二者联系的基础。刘香春提出，对于消渴之水肿，肾已伤，此时"利小便"之法必然用之不效，当以"发汗"治之。由于使用汗法的目的在于宣通玄府，调畅气机，故当使人微微汗出，不宜太过，不可一味求汗，如若大汗则有违宣通之意。汗法可开玄府，调畅营卫，通利三焦，促进精气宣通，使邪气出于脏腑、经络、肌肤，"上焦得通，津液得下，胃气因和，身濈然汗出而解"，"阴阳相得，其气乃行"，最终达到"阴阳自和者，必自愈"之目的。仲景运用汗法治疗水气病在诸多条文中都有体现，他还强调使用汗法应掌握发汗尺度，使邪尽去而精不伤，寓有宣通玄府之意。因此，治疗消渴肾病之水肿，当温阳化气，开郁通闭，重在温补肾阳，振奋全身之阳气，阳气生发鼓动有力，汗出自然开阖有度。气机条畅，经脉通利，津液流畅，自然瘀祛新生，水湿得化，五脏健运。

参附益肾胶囊是依据刘香春多年来治疗糖尿病肾病的经验方研制而成的，其功效为温阳化气，行瘀祛浊，方由制附片、大黄、黄芪、水蛭、红景天、手掌参、丹参、甘草等组成，主要适用于糖尿病肾病轻中度（Ⅲ～Ⅳ期），符合阳虚不运，瘀血湿浊内阻病机者。

该方中，附子味辛、甘，性大热，有毒，归心、肾、脾经，有回阳救逆、补火助阳、逐风寒湿邪的功效。《本经逢原》谓：附子气味俱厚而辛烈，能通行十二经，无所不至，暖脾胃而通噎膈，补命门而救阳虚，除心腹腰膝冷痛，开肢体痹湿痿弱，疗伤寒呃逆不止，主督脉脊强而厥，救寒疝引痛欲死，敛痈疽久溃不收，及小儿脾弱慢惊，并须制熟用之。《本草备要》云：大燥回阳，补肾命火，逐风寒湿。辛甘有毒，大热纯阳。其性浮而不沉，其用走而不守，通行十二经，无所不至。能引补气药以复散失之元阳，引补血药以滋不足之真阴，引发散药开腠理以逐在表之风寒，引温暖药达下焦以祛在里之寒湿。

大黄味苦，性寒，归脾、胃、大肠、肝经，有泻下攻积、泻火解毒、凉血祛瘀、清热利湿等功效。《神农本草经》谓：（大黄）主下瘀血，血闭，寒热，破癥瘕积聚，留饮宿食，荡涤肠胃，推陈致新，通利水谷，调中化食，安和五脏。《伤寒来苏集》谓：诸病皆因于气，秽物之不去，由气之不顺也，故攻积之剂，必用气分之药。《本草经疏》曰：大黄禀地之阴气独厚，得天之寒气亦深，气味俱厚，味厚则发泄，其性猛利，善于下泄，推陈致新，无所阻碍，所至荡平，有勘定祸乱之功，故号将军。入足阳明胃、足太阴脾、足厥阴肝，兼手阳明大肠经。

附子气味俱厚而辛烈，通行十二经，补命门而救阳虚，温阳化气，散寒通滞；大黄苦寒，走而不守，推陈致新，通腑降浊。二药相合，一热一寒，温通并行，可温阳化气，行气降浊，故同为君药。蒲辅周谓二者合用能和胃扶阳降浊，以附子力挽肾中一息真阳，温脾和胃，辅大黄通腑降浊，荡涤体内浊阳，化险为夷。

黄芪味甘，性微温，归脾、肺经，有补气升阳、益卫固表、利水消肿、托疮生肌的功效，可助附子温阳化气。《景岳全书》曰：（黄芪）味甘气平，气味俱轻，升多降少，阳中微阳，因其味轻，故专于气分而达表，所以能补元阳、充腠理、治劳伤、长肌肉。气虚而难汗者可发，表疏而多汗者可止。水蛭味咸、苦，性平，归肝、膀胱经，具有破血逐瘀、消坚散结、祛浊通络之功能，可助大黄破瘀散结，利水行气而不伤气血。《医学衷中参西录》云：凡破血之药，多伤气分，唯水蛭味咸专入血分，于气分丝毫无损，而瘀血默消于无形，真良药也。叶天士认为水蛭破瘀力宏，且性缓善入，长于透络，又专入血分。丹参味苦，性微寒，归心、肝经，有活血化瘀、凉血消肿、宁心安神的功效。《医学衷中参西录》载丹参性凉清热，色赤凉血，其味微辛，故能上达于肺，以宣通脏腑之毒血、郁热而消融之。《妇人明理论》云：一味丹参，功同四物，补血生血，功过归地；调血敛血，力堪芍药；逐瘀生新，性倍川芎。丹参与大黄同用可引大黄之力专入以破血也，血行则气液流畅，此为治水先治血之意。此三者助附子温阳化气，助大黄消瘀通络，共为臣药。

红景天补气清肺，益智养心，散瘀消肿。手掌参补益气血，生津止渴。二药可补气活血，共为佐药。

甘草味甘，性平，归心、肺、脾、胃经，具有补脾益气、祛痰止咳、缓急止痛、清热解毒、调和诸药的功效，为使药。《本草汇言》谓甘草为和中益气、补虚解毒之药也。附子配伍甘草，可收和药缓急制毒之效，符合《景岳全书》所云"附子之性急，得甘草而后缓；附子之性毒，得甘草而后解"的配伍要义。

总之，本方寒热并用，表里同治，补泻兼顾，诸药共奏温阳化气、化瘀祛浊之功，阴阳自和，则诸病自愈。

刘香春提出，治疗高原地区糖尿病肾病，当以寒热并用、表里同治、补泻兼顾为原则，运用温阳化瘀祛浊之法，为糖尿病肾病的防治提出了新的观念及途径，值得进一步传承与研究。

## 第四节

# 消渴脱疽治疗经验

我国古代文献中虽没有提出消渴脱疽的病名，但已对消渴日久易于发生足部坏疽有初步认识，历代医家对此进行了总结与完善。对于消渴脱疽的认识虽各有侧重，但对病因病机的基本认识趋于一致：消渴脱疽为本虚标实、虚实夹杂之证，本虚主要为气阴两虚或阳虚，脏腑涉及肝、脾、肾，邪实为湿热、湿毒、热毒、血瘀、痰浊等，导致脉络痹阻，肌肤筋骨失养，腐烂坏死。刘香春经过长期临床实践，认为消渴脱疽的核心病机为脾胃虚弱、湿热内蕴，其中湿热贯穿疾病始终，因阶段不同而程度及兼杂各异，病机亦各有特点，并立健脾补虚、清利湿热、三焦并治、内外同治为该病的治疗原则。

刘香春认为，由于先天禀赋不足、情志失调、饮食不节、劳逸失度等因素始终影响着消渴的发生发展，因而消渴脱疽虽然起于消渴之后，但脾胃虚弱贯穿消渴脱疽始终，尤其强调饮食不节与情志失调对发病的影响。

基于对消渴脱疽病因及脾胃功能特点的分析，刘香春强调，无论何种致病因素，最终均可影响脾胃的运化功能，脾胃损伤，湿热由生。脾为气血生化之源，"后天之本"，其主要生理功能是运化水谷精微，并将精微物质输送至全身，胃常被称为水谷之海。《素问·经脉别论》云：饮入于胃，游溢精气，上输于脾，脾气散精，上归于肺，通调水道，下输膀胱，水精四布，五经并行。饮食入胃，精微物质通过脾的运化、肺的宣降、肾的蒸腾气化，以三焦为通道输布全身。脾的运化功能正常，就能防止水湿在体内停滞。如果脾的运化失职，就可能引起水湿停滞。《景岳全书》指出"饮食不节，起居不时，以致脾胃受伤，则水反为湿，谷反为滞"，《素问·至真要大论》云"诸湿肿满，皆属于脾"，皆为此意。虽然湿热的产生与肺、脾、肾、三焦等脏腑都密切相关，但脾主运化的功能始终起着关键作用。

水湿内停，湿邪内生，湿蕴生热，或肝失疏泄，气机郁结，水湿不化，热盛湿阻，可致湿热内生。对于湿热的产生，《杂病源流犀烛》中就有明确的阐述：或由怒气伤肝，渐蚀其脾，脾虚之极，故阴阳不交，清浊相混，隧道不通，郁而为热，热留为湿，湿热相生。再有《脉因证治》云：胀满皆脾土转输失职，胃虽受谷，不能运化精微，聚而不散，隧道壅塞，清浊相混，湿郁于热，热又生湿，遂成胀满。《医经秘旨》更是明确指出"脾胃虚而生湿热"。这些文献表明，肝脾的功能失常可导致内伤湿热之证。近代名医孔伯华先生对湿热发生的机理做了精辟的总结：数十年来临证中，湿家兼热致病者十有八九，此天地气运使然也。盖湿热之由来，乃木旺土衰，木气乘于土败而贼之所致者也，是以湿重则热增，湿蒸于中，热淫于内，湿愈重而愈生热，热愈重而湿愈生，湿热蒸腾，则邪为湿固矣，当今医者不可不察。总之，脾失健运，则运化无力，气血不生，水湿内停，湿可化热，热可生湿，终成内伤湿热之证。

刘香春认为，内生之湿热在体内停聚则百证变生，此为消渴脱疽的病理基础。脾胃居于中焦，是气机升降的枢纽。湿为有形之邪，湿性重浊、黏滞，其性趋下，阻滞于体内，最易郁遏气机，使气机升降出入失常。脾主运化水湿，水湿内停则易聚湿生痰，正如《临证指南医案》所说：其余一切诸痰，初起皆由湿而生。《景岳全书》亦云：盖脾主湿，湿动则为痰。湿热交蒸，邪热炼津，痰热内生，故前人有"脾为生痰之源"之说。湿为阴邪，易伤阳气，如李东垣在《脾胃论》中就指出"且湿热相合，阳气日以虚"，湿热之邪可导致阳气逐渐虚损。内伤湿热易致气滞血瘀，因其易于郁遏气机，化生痰热，阻遏阳气，导致气滞血瘀，加之热为阳邪，热壅气机，可致气郁血瘀。湿热、痰浊夹杂，浸淫血脉，血行不畅，可伤营成瘀，如王孟英所言：湿热熏蒸不已，自气入营血矣。《医贯》云"谓气郁而湿滞，湿滞而成热，热郁而成痰，痰滞而血不行……此六者相因为病者也"，简要概括了湿热的形成及生痰致瘀的病机。总之，内生之湿热在体内变化多端，郁遏气机、酿生痰热、伤营成瘀、耗损阴阳，致百证丛生，是消渴脱疽形成的病理基础。

刘香春依据湿热致病的不同临床表现及病机特点，将消渴脱疽的病理过程分为早、中、晚三期。

消渴脱疽早期虽病情较为轻浅，但也因此不容易引起患者足够的重视，而且此时病变不局限于下肢，全身各处均可涉及，可表现为皮肤干燥、脱屑，皮色苍白，起疹，肢体麻木、酸胀、沉重，以及困乏、嗜睡等。此阶段的主要病机为气机郁滞，湿热内蕴，经脉不畅，导致气血运行不畅，不能濡润肌肤四末，筋脉失养，诸症显现。对于此期的相关症状，历代医家多有论述。明代李梴在《医学入门》中提出：常木为死血碍气，间木为湿痰，总皆经络凝滞，血脉不贯，谓之不仁。明代戴思恭在《证治要诀》中也称：痰饮流入四肢，令人肩背酸痛，两手软痹，医误以为风则非其治。元代朱震亨在《丹溪心法》中说：……或四肢麻痹不仁，皆痰饮所致……百病中多有兼痰者，世所不知也。手足麻者属气虚，手足木者有湿痰、死血，十指麻木是胃中有湿痰、死血。《脾胃论》亦云：脾胃一伤，五乱互作……肢体沉重，四肢不收，怠惰嗜卧，为热所伤，元气不能运用，故四肢困怠如此。这些论述对消渴脱疽早期相关病机及症状进行了较好的分析。

如若病情未得到有效控制，伤及气血津液，湿热瘀血内阻，病至中期，则主要表现为周身疼痛，肌肉瘦削，肌肤甲错，肢体无力，肿胀疼痛，跛行，肢端青紫，色素沉着，皮毛干枯，趾甲增厚变形等。此阶段的主要病机为湿热壅盛，经脉瘀阻。气血津液亏虚，皮肤肌肉失于荣养，病势更盛。对此，古人早有相关认识，比如《金匮要略·血痹虚劳病脉证并治》指出：血痹，阴阳俱微……外证身体不仁，如风痹状。《素问·生气通天论》云：湿热不攘，大筋软短，小筋弛长，软短为拘，弛长为痿。《金匮钩玄》曰：如常肿者，专主乎湿热。

如若病情迁延不治，或治不得法，病至晚期，则主要表现为下肢红肿，生水疱或溃疡，肌肉、筋膜坏死溃烂，骨质破坏，甚至出现高热、神昏、谵语等。此阶段的主要病机为湿热毒邪流窜，筋骨肌肉腐败。对于消渴脱疽的成因，历代医家均有从湿热方面进行的论述。《脉因证治》曰：湿热相搏，肌肉败坏而为脓。《诸病源候论》云：湿热相搏，折于血气，而变生疮也。《时病论》曰：疮因湿热。《丹溪手镜》云：盖疮疡诸证……湿热相搏，肌肉败坏而为脓，故从虚而出经络也。其中，《灵枢·痈疽》对脱疽机理及演变的论述最为全面：寒气化为热，热胜则腐肉，肉腐则为脓，脓不泻则烂筋，筋烂则伤骨，骨伤则髓消……血枯空虚，则筋骨肌肉不相荣，经脉败漏，熏于五脏，脏伤故死矣……营卫稽留于经脉之中，则血泣而不行，不行则卫气从之而不通，壅遏而不得行，故热。

刘香春认为，消渴脱疽为本虚标实之证，由于脾胃虚弱贯穿消渴痹证发生发展的全过程，因此立法处方应处处以脾胃为本，勿损脾胃。《素问·阴阳应象大论》强调"治病必求于本"，脾为后天之本，脾胃之气的盛衰对于疾病转归预后的好坏有着极其重要的作用。由于脾胃虚弱始终影响着消渴脱疽的转归预后，故健脾益气和胃应为主要治法之一，治疗时遵循脾以运为健，胃以通为补的原则，注意恢复脾胃的运化功能，疏通中焦气机，勿使中焦壅滞。由于脾胃虚弱与湿热内蕴是消渴脱疽的两个基本环节，湿热为患，法当清热祛湿，若用药过于苦寒，不仅会"热遏湿伏"，而且可败伤脾胃，耗伤中气，使疾病迁延难愈，因此苦寒药物的使用应中病即止。另外，化湿时用药不可过于温燥，勿使温燥助热伤阴，中伤脾胃，治当甘平助运，淡渗利湿，补而兼通，通而不耗。湿热之邪往往会耗伤阴液，导致脾胃阴亏之证，治之当养阴益胃，用药宜甘凉柔润，不可厚重滋腻，以免生湿呆脾。为防止阴柔之品阻滞气机，处方中当加入芳香理气、和中醒脾之品，以助脾胃气机运转。脾胃虚损者，不仅对食物的消化吸收功能减弱，药物也不易发挥作用，即所谓"虚不受补"，故在用药上应以质轻量小为原则，缓缓生发脾胃之气，如此往往效如浮鼓。消渴脱疽虚实错杂，湿热胶结，病情较深较重，难求速效，当缓而图之，寒热并用，攻补兼施，补虚而不留邪，攻邪而不伤正，时刻注重顾护脾胃，脾胃强盛，气血充实，则百病易愈。

刘香春认为，湿热之邪充斥三焦，阻遏气机，蒙蔽上焦，壅遏中焦，凝滞下焦，提出消渴脱疽三焦并治之法。上焦治肺，肺为水之上源，主宣发肃降，通调水道，宣肺可对体内津液运行、输布和排泄起到疏通和调节作用，用药常选质清味薄、轻苦微辛之品。辛者能散热，可促热邪外透；质轻性薄，可直达病所。轻清透泄，可宣畅气机，使湿邪外透。中焦治脾，脾胃为气机升降、水液代谢之枢纽，治当宽中顺气，醒脾运脾，复其健运而斡旋上下，恢复脾胃的运化功能，如此则湿热之邪得化，故用药宜选甘平助运之品。下焦治膀胱，膀胱气化不利，小便不出，则水无出路，故用药常选甘淡渗湿之品，使湿邪从小便而祛。《寿世保元》曰：治湿热不利小便，非其治也……湿在上宜发汗，湿在下宜利小便，二法并用，使上下分消其湿，则病无有不安者也。三焦"主持诸气，有名而无形"，三焦气运正常，则"呼吸升降，水谷往来，皆恃此以通达"。三焦并治使肺气得宣，水道得通，小便得利，邪从外散，湿祛则三焦气机宣展，阳气通畅，湿热得解。

　　刘香春强调，消渴脱疽的发生发展是一个由轻到重的演变过程，各阶段的病机也各有特点，因而治疗时应"谨守病机"，分期治疗，用内治法调节整体功能，用外治法治疗局部病变，将整体治疗与局部治疗有机地结合起来，内外兼治。同时，刘香春强调在消渴脱疽的治疗过程中，应充分结合降糖、调脂、改善循环、营养神经及抗感染治疗，将辨证与辨病有机地结合起来，只有在全身状况改善的基础上进行熏洗、敷贴、箍围、清疮、祛腐生肌等局部治疗，才能提高疗效。

## 一、早期

　　此期湿热潜伏于皮肉经脉之间，病情较为清浅，症状不甚明显。此期患者可有恶心，口苦，口干，口黏，困乏，嗜睡，舌苔黄腻等表现，局部表现可见皮肤干燥脱屑，皮色苍白，生皮疹，还可有肢体麻木、酸胀、沉重等症状。此期病机为气机郁滞，湿热内蕴，内治原则为宣畅气机，清利湿热。

内治基础方：太子参 15g，白扁豆 15g，茯苓 15g，藿香 10g，苦杏仁 12g，炒薏苡仁 30g，芦根 20g，柴胡 20g。

加减：恶心者加清半夏 10g，旋覆花 10g；困乏、嗜睡者加葛花 15g，玫瑰花 15g，佩兰 15g；皮疹者加蝉蜕 10g，白鲜皮 10g；湿重者加厚朴 16g，香薷 10g；皮肤干燥、脱屑者加当归 10g，红花 10g；气滞重者加升麻 10g，谷芽、麦芽各 20g。

此期外治的作用部位在"玄府"及经络，通过调整病变部位的气化及经气运行，来促进病邪透达外出。此期的外治原则为调气通经，采用的外治法以熏洗为主。

外治基础方：麻黄 20g，生姜 30g，细辛 20g，丁香 15g，白芷 20g，威灵仙 40g。可随症加减。

## 二、中期

此期处于疾病的渐进阶段，湿热内蕴于脏腑，伤及营阴，经脉瘀滞，病邪入里，症状显露。此期患者可有胃脘闷胀，食欲不振，身热不扬，口渴喜温饮，舌苔黄腻，脉滑缓等表现，还可有肌肤甲错，肢体无力，肿胀疼痛，跛行，肢端青紫，色素沉着，皮毛干枯，趾甲增厚变形等表现。此期病机为湿热壅盛，经脉瘀阻，内治原则为清热利湿，化瘀通经。

内治基础方：太子参 20g，炒白术 15g，苦杏仁 12g，炒薏苡仁 30g，车前子 20g，猪苓 15g，苦参 10g，冬葵子 20g，当归 20g，连翘 20g。

加减：胃脘闷胀者加厚朴 10g，陈皮 10g，大腹皮 15g；

食欲不振者加六神曲 20g，山药 10g；血瘀重者加三七粉 5g（冲服），桃仁 15g，益母草 15g；热重者加茵陈 15g，栀子 15g，黄芩 20g；小便不利者加滑石 10g，瞿麦 10g，白茅根 15g；津伤重者加北沙参 10g，石斛 10g；疼痛者加白芷 10g，延胡索 10g。

此期的外治原理与早期的外治原理大致相同，不同之处在于增强了药物的通经与散邪之力。血脉通利，则病邪自去，诸症得除。此期的外治原则为行气化瘀，采用的外治法以熏洗为主。

外治基础方：麻黄 20g，金银花 30g，细辛 20g，川芎 20g，当归 20g，白芷 20g，威灵仙 40g，可随症加减。

### 三、晚期

此期湿毒蕴结，燔灼脉络，导致肉腐筋烂骨坏，病情危重，症状突出。此期患者可有口苦口臭，舌干唇燥，腰膝酸软，疲倦乏力，烦躁失眠，小便赤浊等表现，甚则神志昏乱，舌赤苔垢，脉滑数，还可有下肢红肿，生水疱或溃疡，肌肉、筋膜坏死溃烂，骨质破坏等问题。此期病机为湿热毒邪流窜，筋骨肌肉腐败，内治原则为利湿解毒，祛腐生肌。

内治基础方：太子参 20g，炒白术 15g，苦杏仁 12g，炒薏苡仁 30g，车前子 20g，猪苓 15g，陈皮 15g，当归 20g，蒲公英 20g，赤小豆 20g。

加减：热盛者加金银花 20g，黄柏 15g，黄芩 15g；湿重者加茵陈 15g，野菊花 15g，土茯苓 20g；瘀重剧痛者加蜂房 10g；湿毒盛者加虎杖 15g，败酱草 15g，白花蛇舌草 15g，半枝莲 15g；气虚血瘀，疮面不长或疮面晦暗者加黄芪 20g，党参 15g，白及 15g；血虚者加阿胶 10g，熟地黄 10g；阴虚者加玄参 15g，白芍 10g，北沙参 10g；阳虚者加鹿角霜 20g，桂枝 10g。

此期的外治原则为阻邪内散，祛腐生肌。刘香春指出，此期的外治综合了中医多种疗法，体现了"外科之法，最重外治"的原则，将"阻邪蔓延"与"给邪出路"等治疗原则应用于脱疽的治疗，收到满意的效果。在外治原则的指导下，具体用药可随病症的不同灵活选用。

下述所用方药大多为经验方或院内制剂：对于局部有红肿病变者，采用敷贴疗法，直接作用于病变部位，选用金黄膏或消定膏外敷；对于需要对疮面周围组织进行处理的患者，采用箍围疗法以阻邪蔓延，本法可在疾病的全过程中使用，选用金黄膏或青黛膏外敷；对于脓肿形成或脓出不畅者，根据疮面的大小尽早选用切开引流疗法或蚕食疗法处理疮面；对于脓腐不尽者，可酌情外用八二丹、九一丹引流；对于腐脱新生者，则以"化瘀生肌"为主，酌情外用生肌散、云南白药及生肌玉红膏，以生肌长皮收口，直至疮口愈合。在此阶段可酌情选用熏洗疗法，方药可参照内服中药加减使用。如果感染较重，应尽早行截足趾术或截肢术，以防毒邪蔓延，危及生命。

下篇

验案精粹

# 第三章

# 消渴病验案

## 第一节
## 消渴常证

## 病案一　热盛津伤证

李某，女，46 岁，汉族。

初诊时间：2015 年 4 月 8 日。

患者口干渴，喜冷饮，每日饮水 3L，多尿，多食易饥，小便黄赤，大便秘结。舌红，苔黄，脉细数。既往糖尿病病史 8 年余，现降糖方案为"门冬胰岛素 30 注射液"早、晚餐前各 14U（胰岛素计量单位，下同）皮下注射，平素血糖控制欠佳。2 个月前患者口干、口渴、多饮、多尿再发且逐渐加重，自测空腹血糖为 12mmol/L 上下。无高血压、冠状动脉粥样硬化性心脏病（简称"冠心病"）等其他内科疾病病史，无肝炎、结核等传染病病史。

诊断：消渴。

辨证：热盛津伤。

治法：养阴清热，生津止渴。

方药：白虎汤合干姜黄芩黄连人参汤加减。石膏 30g（先煎），知母 10g，生地黄 10g，麦冬 10g，天花粉 20g，黄连 6g，黄芩 12g，甘草 6g，五味子 10g，石斛 12g。7 剂，日 1 剂，水煎分两次温服。

二诊时间：2015 年 4 月 15 日。

患者诉服前方后口渴、多饮、多食易饥减轻，多尿症状明显缓解，体力恢复，大便秘结，2～3 日一行。初诊方加炙大黄 9g（后下）以荡涤肠胃，清热泻火。7 剂，日 1 剂，水煎 400mL，分两次饭后温服。

三诊时间：2015 年 4 月 29 日。

患者自诉多饮、多尿症状消失，大便调，乏力，多汗。二诊方加人参 9g（单煎）以益气敛汗，生津止渴。

【按语】

消渴以阴虚为本，以燥热为标，故清热润燥、养阴生津是消渴的治疗大法。本案病机以肺胃热盛，耗伤津液为主，故用白虎汤合干姜黄芩黄连人参汤加减以养阴清热，生津止渴。患者口渴引饮无度，加五味子、石斛以甘酸养阴，加强生津止渴之效。患者阴虚太过，伤及阳气，故见乏力不适、多汗，加人参以益气扶正，敛汗。

## 病案二 气阴两虚证

马某，女，56 岁，回族。

初诊时间：2016 年 8 月 4 日。

患者口干渴，多饮，多尿，易饥，体重减轻，乏力显著。

舌淡红，边有齿痕，苔薄白，脉细。既往发现血糖升高 3 年，未系统就诊及规范治疗，自行于早餐前口服"格列美脲片"降糖，每次 2mg，每日 1 次。平素血糖控制差，监测空腹血糖为 13.0～16.0mmol/L，餐后血糖未监测。近 1 个月患者因劳累出现"三多"（即多饮、多食、多尿）症状加重。无高血压、冠心病等其他内科疾病病史，无肝炎、结核等传染病病史。

诊断：消渴。

辨证：气阴两虚。

治法：益气养阴。

方药：参芪地黄汤加减。太子参 16g，黄芪 20g，生地黄 10g，熟地黄 10g，山药 10g，牡丹皮 15g，茯苓 20g，泽泻 10g，山茱萸 16g，仙鹤草 30g。7 剂，日 1 剂，水煎 400mL，分两次饭后温服。

二诊时间：2016 年 8 月 18 日。

患者诉服药后口干渴、多饮、多尿症状明显缓解，纳食减少，体力恢复。初诊方继服 7 剂。

【按语】

脾为先天之本，主运化，为胃行其津液，脾阴不足，胃火亢盛，则多食易饥。脾气虚弱，不能固摄水谷精微，则小便味甘。水谷精微不能濡养四肢，则日渐消瘦。因此，脾胃功能异常与消渴的发病密切相关，治疗消渴时应注意滋阴健脾补肾。参芪地黄汤重在肾、肝、脾三阴并补，符合本案的病机特点，故临床疗效显著。熟地黄、生地黄可滋肾阴，益精髓，山茱萸酸温可滋阴益肾，黄芪、山药可益气健脾，共奏三阴并补又偏于补肾之效。仙鹤草又名脱力草，可清热、止汗、强心，对改善患者乏力不无裨益。

## 病案三　肝胃郁热证

周某，女，43 岁，藏族。

初诊时间：2015 年 11 月 5 日。

患者 6 个月前无明显诱因出现口干渴，口臭，多饮，尿频量多，大便干燥，易饥，食量倍于常人，郁郁寡欢，怕热。舌质红，苔黄腻，脉滑实有力。体温 36.5℃，心率 92 次 / 分，呼吸 18 次 / 分，血压 110/85mmHg。神志清楚，形体消瘦。尿酮（－），尿糖（＋＋），空腹血糖 8.6mmol/L，餐后 2 小时血糖 13.2mmol/L，肝胆胰肾 B 超未见异常。

诊断：消渴。

辨证：肝胃郁热。

治法：开郁清热，泻火通腑。

方药：大柴胡汤加减。柴胡 10g，黄芩 20g，黄连 10g，枳实 15g，赤芍 10g，清半夏 15g，大黄 10g（后下），干姜 6g，合欢花 10g，栀子 13g，甘草 6g。7 剂，日 1 剂，水煎 400mL，早、晚餐后温服。

嘱患者控制饮食，加强运动。

二诊时间：2015 年 11 月 12 日。

患者诉服药后口干渴减轻，夜尿减少，口臭及食量大的症状减轻，大便每日 1 次。舌质红，苔薄黄，脉弦。测空腹血糖 8.3mmol/L。初诊方继服 10 剂。嘱患者继续控制饮食，加强运动。

三诊时间：2015 年 12 月 3 日。

患者诉口干渴基本消失，无口臭、多食、怕热、郁郁寡欢等症状。舌淡红，苔薄白，脉弦。测空腹血糖 6.8mmol/L，餐后 2 小时血糖 10.3mmol/L。初诊方去合欢花、栀子，再服 6 剂后可停药。嘱患者继续监测血糖，控制饮食，加强运动。

【按语】

西医学的糖尿病属于中医学"消渴"等范畴。消渴以多饮、多尿、多食，以及消瘦、疲乏、尿甜为主要表现，病位主要在肺、胃、肾，基本病机为阴津亏耗，燥热偏盛。消渴日久，病情失控，则阴损及阳，热灼津亏血瘀，致气阴两伤，阴阳俱虚，络脉瘀阻，经脉失养，气血逆乱，脏腑功能受损，进而出现疖、痈、眩晕、中风昏迷、胸痹、耳聋、目盲、肢体麻痛、下肢坏疽、肾衰水肿等病症。"消渴"一词始见于《素问·奇病论》。中医学所论消渴，肺热伤津，口渴多饮者为上消；胃火炽盛，消谷善饥者为中消；肾不摄水，小便频数者为下消。《素问·奇病论》中已经明确从行为方式上阐述了消渴的特点：此肥美之所发也，此人必数食甘美而多肥也，肥者令人内热，甘者令人中满，故其气上溢，转为消渴。西医学认为糖尿病是行为方式疾病，是由脂肪类物质摄入过多、碳水化合物摄入过少造成的，这与《素问·奇病论》所述不谋而合，明代医学著作《景岳全书》也对此做了进一步说明：消渴病，其为病之肇端，皆膏粱肥甘之变，酒色劳伤之过，皆富贵人病之，而贫贱者少有也。

本病案中患者诉口干渴，口臭，尿频量多，大便干燥，易饥，食量倍于常人，郁郁寡欢，怕热，结合我科诊疗规范，辨证为肝胃郁热，予以大柴胡汤加减治疗。《伤寒论》曰"伤寒十余日，热结在里，复往来寒热者，与大柴胡汤""伤寒发热，汗出不解，心中痞硬，呕吐而下利者，大柴胡汤主之"，结合现代医家黄煌总结的大柴胡汤证要素，即"按之心下满痛""呕吐""郁郁微烦""往来寒热"，认为该患者诸症俱全，以大柴胡汤施治可取得较好疗效，另嘱患者积极控制饮食，加强运动，以增强中药的效力。

## 病案四　胃热炽盛证

才某，男，49岁，藏族。

初诊时间：2016年3月12日。

患者口干渴、乏力3个月。患者平素饮食不规律，3个月前酗酒后出现口干渴、乏力，伴有多饮、多尿及多食易饥，尿黄有异味，大便干结难解，3个月来体重下降约5kg。舌质红少津，苔黄燥，脉弦滑。既往脂肪肝病史3年，胆结石病史1年，有糖尿病家族史。有吸烟、饮酒史。查随机血糖14.1mmol/L，进一步查口服葡萄糖耐量试验（OGTT）提示空腹血糖12.2mmol/L，餐后血糖16.5mmol/L，糖化血红蛋白6.9%，肝肾功能（-），甘油三酯3.1mmol/L。尿常规提示尿糖（+），余（-）。腹部超声提示脂肪肝、胆囊结石。

诊断：消渴。

辨证：胃热炽盛。

治法：清热泻火，养阴清热。

方药：白虎加人参汤加减。石膏30g（先煎），知母20g，太子参 15g，黄芩 20g，黄连 10g，白术 30，茯苓 15g，甘草 6g，天花粉 15g，葛根 20g，薏苡仁 20g。7 剂，日 1 剂，水煎分两次温服。

西医治疗：二甲双胍肠溶片口服，每次 0.5g，每日 3 次；甘精胰岛素注射液 14U，睡前皮下注射。

建议患者多饮水，控制饮食，加强运动。

二诊时间：2016 年 3 月 22 日。

患者服药后口干、口渴、多食易饥等症状缓解，大便仍偏干，小便异味减轻，夜眠可。舌质偏红，苔黄不燥，脉弦数。空腹血糖 7.1mmol/L，餐后血糖 8.1mmol/L。初诊方改石膏 20g（先煎），加乌梅 10g，再进 7 剂。甘精胰岛素用量改为 16U，余同前。

三诊时间：2016 年 4 月 1 日。

经治疗，患者临床症状改善，无明显口干、口渴及多食易饥，纳眠可。舌淡红，苔薄白，脉弦。继服二诊方，西医治疗方案不变。

治疗 3 个月后，患者病情平稳，血糖控制理想，嘱患者定期随诊。

【按语】

消渴的经典分类为上消、中消、下消三种。《证治汇补》曰：上消者心也，多饮少食，大便如常，溺多而频；中消者脾也，善渴善饥，能食而瘦，溺赤便闭；下消者肾也，精枯髓竭，引水自救，随即溺下，稠浊如膏。《伤寒论》中所述之消渴，是指在热病发展过程中出现口渴引饮、多尿等症状，与内科之消渴含义不完全相同。中医学认为消渴的发病机制为先天不足，后天失养，长期过食肥甘厚味，损伤脾胃，致使脾胃运化失职，积热内蕴，化燥伤津，消谷耗液，如《素问·奇病论》所说：此肥美之所发也，此人必数食甘美而多肥也，肥者令人内热，甘者令人中满，故其气上溢，转为消渴。

　　该患者为藏族中年男性，饮食以牛羊肉为主，加之长期饮食不节，导致脾胃损伤，运化失司，积热内蕴，化燥伤津，发为消渴，症见口干、口渴、多饮、多尿及多食易饥等。热盛伤津，津枯肠燥，故见大便干结；脾虚水液代谢失常，水谷精微不能运化营养周身，故见体重下降。舌质红，苔黄燥，脉滑数。四诊合参，属消渴之胃热炽盛证，故以白虎加人参汤为基础加减，方中重用石膏，加黄芩、黄连清热泻火，知母、葛根养阴生津，白术、茯苓健脾实脾，天花粉味苦性寒，可清热生津止渴，薏苡仁可健脾利湿，甘草缓和药性，诸药合用，疗效满意。

## 病案五　脾虚胃热证

　　许某，女，72 岁，回族。

　　初诊时间：2016 年 3 月 9 日。

　　患者反复口干渴 10 年，再发加重 3 个月。既往糖尿病病史 10 年，曾口服降糖药物（具体不详），血糖控制情况一般。2 年前于当地医院就诊，降糖方案改为"门冬胰岛素 30 注射液"早 16U、晚 14U 餐前皮下注射，口服"盐酸二甲双胍片"，每次 0.25g，每日 3 次。自测空腹血糖波动在 8.0～11.0mmol/L，餐后血糖波动在 9.0～15.0mmol/L，反复口干、口渴。3 个月前患者因感冒在社区医院输液治疗后上述症状再发加重，伴乏力，身热出汗，心烦易怒，偶有心悸，视物模糊，无咳嗽、咳痰，无头晕、头痛，纳食可，寐欠安，多梦，大便干，1～2 日一次，小便频数，色黄有异味，偶有泡沫。舌淡红暗，苔薄黄，脉沉细。

诊断：消渴。

辨证：脾虚胃热。

治法：健脾和胃，清热生津。

方药：干姜黄芩黄连人参汤加减。干姜 6g，黄连 30g，黄芩 10g，葛根 20g，党参 10g，知母 30g，黄柏 10g，生地黄 20g，麦冬 10g，酸枣仁 15g，龙骨 20g（先煎），牡蛎 20g（先煎），甘草 6g。14 剂，每日 1 剂，水煎服。

二诊时间：2016 年 3 月 23 日。

患者诉身热烦躁减轻，但仍有视物模糊等症，无口干、口渴。舌暗红，苔薄白，脉沉细。初诊方加三七粉 3g（冲服），白芷 10g，白及 10g，青葙子 20g，木贼 10g，决明子 30g，以健脾和胃、清热泻火、清肝明目。

**【按语】**

干姜黄芩黄连人参汤出自《伤寒论》，由干姜、黄芩、黄连、人参组成，主治上热下寒，寒热格拒，食入则吐。本病例虚实夹杂、上热下寒，病位在脾、胃，初诊方以干姜为君，温中补虚，黄芩、黄连清泄胃热，加党参补中气之不足，葛根、黄柏清热泻火，生津止渴，知母清热泻火，滋阴润燥，生地黄滋阴降火，麦冬味甘性微凉，入手太阴肺经、足阳明胃经，可清金润燥，解渴除烦，酸枣仁、龙骨、牡蛎养阴安神，敛汗，甘草调和诸药。二诊方中三七粉具有活血化瘀的功能，白芷有祛病除湿、活血止痛等功能，木贼可疏风散热、解肌、退翳，青葙子配伍决明子共奏疏风清热、清肝明目之功。

刘香春运用干姜黄芩黄连人参汤治疗的证属脾虚胃热的2型糖尿病患者最常见的舌脉为暗红舌、薄白苔、沉细脉。2型糖尿病的发生与脾胃功能密切相关，脾虚胃热患者素体脾气不足，后天饮食不节，运动不足，导致中满内热，进而出现脾虚胃热，中焦失运。胃热津伤则口干；胃不和则卧不安，胃热上扰心神，故眠差；脾主四肢，脾气不足，则乏力；胃肠热盛津亏，故大便干；脾虚气血生化乏源，肝血不足，不能养目，故视物模糊；胃热则舌红，脾气不足则脉沉。初诊方中干姜、人参作用于脾，可温中补虚，黄芩、黄连作用于胃，可清热泻火，两组药物寒温并用，共奏清热和胃、健脾助运之功。刘香春临床用药时，寒重者多用干姜，热盛者可加重芩、连的用量，伤津为主者用西洋参，气虚为主者用红参。经方为众方之祖，刘香春认为临床只要准确辨证，灵活运用经方，做到"观其脉证，知犯何逆，随证治之"，便可获得良效。

## 病案六　胃强脾弱证

刘某，男，57岁，汉族。

初诊时间：2015年3月6日。

患者反复口干、口渴6年，再发加重1个月。既往糖尿病病史6年，未正规治疗，未监测血糖，反复口干、口渴，时有多饮、多尿等症。1个月前患者无诱因再次出现口干、口渴，伴多食易饥，身热出汗，喜食肥甘厚味，喜喝冷饮，饮食汗出明显，吃生冷食物后胃脘部胀满不适，偶有隐痛，小便频多，大便稀溏。近 1 年体重减轻 5kg。舌淡红，边齿痕，苔黄厚略腻，脉滑。查随机血糖 16.5mmo/L，尿常规提示尿蛋白（±），胃镜提示慢性萎缩性胃炎。

诊断：消渴。

辨证：胃强脾弱。

治法：益气健脾和胃。

方药：香砂六君子汤加减。木香 10g，砂仁 10g（后下），党参 30g，苍术 10g，白术 15g，茯苓 15g，法半夏 10g，黄芩 10g，鸡内金 10g，白扁豆 10g，陈皮 10g，郁金 10g，甘草 6g。10 剂，日 1 剂，水煎分两次温服。

西医治疗：门冬胰岛素 30 注射液早 10U、晚 8U 餐前皮下注射。

嘱患者合理饮食，加强运动。

二诊时间：2015 年 3 月 16 日。

患者多食易饥有所缓解，饮食汗出症状缓解，大便略稀，尿色淡黄。舌质淡红，苔薄黄，根厚，脉滑有力。初诊方加肉桂 5g，15 剂，服法同前。

三诊时间：2015 年 4 月 2 日。

患者身热出汗明显改善，对肥甘厚味的兴趣减淡，大便调。舌质淡红，苔根薄黄，脉缓小滑。续服二诊方 14 剂。

2 周后随访，患者血糖平稳，诸症明显好转，体重增加约 1kg。

**【按语】**

患者长期嗜食肥甘厚味之品，损伤脾胃，脾胃运化失司，水液代谢失常，而脾喜燥恶湿，湿困脾，胃强喜食而脾不能运化，则出现脾虚而胃强之证。香砂六君子汤由四君子汤加木香、砂仁而成，有健脾益气和胃之功效。

## 病案七　中阳不足证

巴某，女，50 岁，蒙古族。

初诊时间：2016 年 1 月 20 日。

患者乏力、精神不振 1 个月，现神清，精神差，周身乏力，少气懒言，面色㿠白，轻微口渴，不欲饮，小便次数增多，下肢浮肿，体重稍增。舌淡白，体胖，质嫩，苔白水滑，脉濡缓，按之大而虚。既往 2 型糖尿病病史 5 年余，现口服"盐酸二甲双胍肠溶片"降糖，每次 0.5g，每日 2 次，平素未系统监测血糖。测随机血糖 16.0mmol/L，尿糖（+++），尿蛋白（－），糖化血红蛋白 8.9%，肝肾功能（－）。

诊断：消渴。

辨证：中阳不足。

治法：益气补中。

方药：补中益气汤加减。黄芪 30g，白术 15g，陈皮 10g，北沙参 15g，麦冬 15g，五味子 10g，生地黄 15g，熟地黄 15g，杜仲 10g，续断 10g，薏苡仁 30g，猪苓 20g，补骨脂 10g。10 剂，日 1 剂，水煎分两次温服。

二诊时间：2016 年 2 月 8 日。

患者诉服药后乏力明显缓解，面色转润，下肢浮肿明显消退，体重减轻。舌淡，边有齿印，苔白润，脉濡。初诊方改黄芪 50g，去生地黄、熟地黄及猪苓，加党参 15g，炙甘草 15g，10 剂，日 1 剂，水煎分两次温服。

1 个月后随访，患者自觉服二诊方后乏力顿减，精神转佳，遂抄方继服 15 剂，诸症愈。

## 【按语】

补中益气汤出自《内外伤辨惑论》，是补益剂中的经典方剂。患者初见周身乏力、少气懒言，一派中阳不足之象，肢体浮肿，体重增加，为脾虚失运，水液分布异常所致，故初诊方治以益气补中。二诊时患者仍舌边有齿痕，脉濡，故增大黄芪用量，去生地黄、熟地黄及猪苓，加党参以养脾肺、化宗气，助宗气"走息道"和"贯心脉"，加炙甘草以补中益气，调和诸药，全方共奏益气补中、调和宗气之功，疗效满意。

## 病案八 阴虚火浮、肝风扰脾证

殷某，女，61 岁，回族。

初诊时间：2015 年 10 月 8 日。

患者口唇颤动 4 个月，不能自制，影响进食、说话，口干，咽干，口渴引饮，头晕，乏力，胸闷脘痞，纳差，心情烦躁，烦躁时口唇颤动加重，盗汗。舌鲜红，无苔，脉弦紧而数，重按无根。既往糖尿病病史 4 年余，未规范治疗。

诊断：消渴。

辨证：阴虚火浮，肝风扰脾。

治法：滋阴降火，养肝益脾。

方药：滋阴清肝饮加减。熟地黄 45g，枸杞子 30g，白术 30g，山药 30g，党参 15g，肉桂 3g，附子 9g（先煎），干姜 6g，牛膝 15g，补骨脂 15g，益智仁 15g，莱菔子 15g，鸡内金 9g，天麻 9g。5 剂，日 1 剂，水煎分两次温服。

二诊时间：2015 年 10 月 15 日。

患者口干、咽干大减，饮水量大减，纳好转，仍有口唇颤动。初诊方加白芍 15g，钩藤 20g（后下），豨莶草 20g，生龙骨 20g（先煎），生牡蛎 20g（先煎）。

患者连服二诊方 15 剂后痊愈，随访未见复发。

【按语】

本病初见患者口干、咽干、口渴引饮、胸闷脘痞，一派大热实象，脉虽弦紧而数，但重按无根，是为阴虚火浮。患者口唇颤动，心情烦躁，烦躁时颤动加重，不欲进食，是为肝风扰脾。《素问·至真要大论》曰：诸风掉眩，皆属于肝，诸热瞀瘛，皆属于火……诸逆冲上，皆属于火。该例患者阴虚火旺，肝风扰脾，应滋阴降火，养肝益脾，故予滋阴清肝饮加减，方中重用熟地黄补血滋阴，益精填髓；附子、肉桂合用，助肾阳而引虚火，引火归原则口渴渐止；益智仁温脾固精，天麻平抑肝阳，二者合用共奏健脾祛风之效；枸杞子、补骨脂、牛膝三药合用可补益肝肾，温肾助阳；干姜能温中散寒，在方中少量加用，与党参、白术、山药、鸡内金配伍，可增强温中、补益脾胃的作用，以免清肝之品损伤脾胃；莱菔子可除胀，缓解脘痞不适。二诊患者口渴大减，口唇仍有颤动，阴虚之火已减，仍有肝阳未潜，故加钩藤、豨莶草以息风止颤，加生龙骨、生牡蛎以重镇潜阳，加白芍以滋水涵木，全方共奏养肝益脾之功，顽疾得除。

## 病案九　气阴两虚、痰瘀阻络证

刘某，女，53岁，汉族。

初诊时间：2014年7月10日。

患者乏力半年，腰痛1周，神疲倦怠，气短，面色晦暗，胸闷，痰黏难咳，胁肋疼痛，眠差，入睡困难，夜眠4～5小时，纳一般，小便频，伴泡沫，大便干，量少。舌暗，见散在瘀斑，边有齿印，苔薄根腻，脉沉细，双尺脉弱。既往糖尿病病史4年，未规律治疗，间断服用"消渴丸"降糖，平素未规律监测血糖，自诉血糖波动较大。查空腹血糖9.1mmol/L，糖化血红蛋白8.5%，尿微量白蛋白52.5mg/L，24小时尿蛋白定量0.38g，肝肾功能及心电图未见明显异常。

诊断：消渴。

辨证：气阴两虚，痰瘀阻络。

治法：益气止痛养阴，化痰祛瘀通络。

方药：参芪地黄汤加减。黄芪30g，生晒参15g，生地黄20g，山茱萸15g，女贞子15g，牡丹皮20g，茯苓20g，山药15g，泽泻10g，丹参15g，益母草30g，当归15g，僵蚕15g，延胡索10g。10剂，日1剂，水煎分两次温服。

二诊时间：2014年7月27日。

患者精神状态明显好转，面色转润，诉乏力、气短明显缓解，胸闷改善，痰多易咳出，胁肋疼痛及腰痛明显缓解，睡眠好转，夜眠 6～7 小时，纳好转，小便中的泡沫明显减少，大便尚可。舌暗红，有散在瘀斑，苔薄白，脉细。复查尿微量白蛋白 32.2mg/L，24 小时尿蛋白定量 0.27g，自测空腹血糖波动于 6.1～7.6mmol/L，餐后 2 小时血糖波动于 7.5～8.4mmol/L。初诊方去山茱萸、女贞子、延胡索及山药，改黄芪 20g，加浙贝母 15g，白术 15g，10 剂。

三诊时间：2014 年 8 月 12 日。

患者精神可，面色佳，偶咳少许白痰，纳眠可，二便调。二诊方加白前 15g，继服 10 剂。

2 个月后随访，患者尿蛋白降至正常范围，病获痊愈。

【按语】

患者既往糖尿病病史，初诊时血糖控制欠佳，空腹血糖及糖化血红蛋白均不达标，24 小时尿蛋白定量及尿微量白蛋白均高于正常值。症见神疲乏力，少气懒言，为一派虚象；又见胁肋疼痛，大便干燥，是为实象。患者胁肋疼痛，痰黏难咳，舌暗有瘀斑，提示痰瘀阻络，故综合辨证为气阴两虚，痰瘀阻络。如此错综复杂之证候，如环无端，变证丛生，环环相扣，难以一方中的，遂先以益气止痛养阴、化痰祛瘀通络为主要治法，解决主要问题，一证一除，环扣得解，则兼证并愈。服初诊方后患者睡眠好转，小便自利，又痰为百病之源，故加强祛痰之力，使病自愈，症自除，血糖平稳，尿蛋白也随之下降至正常范围。

## 病案十 痰瘀内阻证

李某，女，53 岁，汉族。

初诊时间：2014 年 4 月 21 日。

患者近 2 个月自觉乏力明显，伴月经不调，月经延长 10 余天而至，经期下腹疼痛。舌暗红，苔白腻，脉弦滑。既往 2 型糖尿病病史 6 年，常感周身乏力，头痛甚，伴胸闷气短。降糖方案为"盐酸二甲双胍缓释片"口服，每次 0.5g，每日 2 次，"瑞格列奈片"口服，每次 1mg，每日 3 次。空腹血糖波动在 7.0～10.8mmol/L，餐后血糖波动在 9.5～16.8mmol/L。既往冠心病、甲状腺结节病史。

诊断：消渴。

辨证：痰瘀内阻。

治法：涤痰祛瘀。

方药：半夏泻心汤加减。丹参 18g，红花 9g，桃仁 9g，牡蛎 30g（先煎），射干 6g，化橘红 12g，川贝母 12g，夏枯草 15g，炒白术 12g，茯苓 18g，香附 12g，牛膝 10g，清半夏 12g。7 剂，日 1 剂，水煎分两次温服。

二诊时间：2014 年 4 月 29 日。

患者乏力较前缓解，月经尚未来潮。初诊方去夏枯草、化橘红、丹参、射干，加枳壳 9 克，炒酸枣仁 12 克，赤芍 12g，白芍 12 克，生地黄 18 克，7 剂。

2 个月后随访，患者乏力明显好转，月经周期正常，无明显痛经。

## 【按语】

本病例主要病机为痰瘀内阻，故用丹参、红花、桃仁活血化瘀；牡蛎、射干、化橘红、川贝母、清半夏化痰，其中牡蛎味咸可软坚化痰，射干苦寒，既降气化痰，又散血消肿，川贝母清热散结；夏枯草清肝火而散结消肿，炒白术、茯苓健脾益气，香附疏肝理气，牛膝补益肝肾，皆为辅助。二诊时在初诊方的基础上去夏枯草、化橘红、丹参、射干，加赤芍、白芍、生地黄、炒酸枣仁、枳壳，减轻了清热、化痰的力量，加强了滋阴养血宁心的作用。

## 病案十一　脾肾亏虚、气滞血瘀、水湿泛滥证

冶某，男，60岁，回族。

初诊时间：2015年1月10日。

患者既往2型糖尿病病史10余年，反复口干、多饮，长期使用胰岛素皮下注射＋降糖药口服（具体不详）控制血糖，平素血糖控制欠佳。3个月前口干、多饮、多尿症状明显，并时有双下肢麻木、冰凉伴浮肿，或轻或重，乏力，胸闷气短，双眼视力下降，视物模糊。舌暗淡，边有齿痕，苔白厚腻，脉沉涩。

诊断：消渴。

辨证：脾肾亏虚，气滞血瘀，水湿泛滥。

治法：健脾益肾，行气活血，温阳利水。

方药：四君子汤合四逆散加减。党参15g，白术15g，茯苓15g，制附片10g（先煎），柴胡6g，陈皮10g，赤芍10g，

菟丝子 15g，杜仲 10g，熟地黄 15g，桂枝 10g，山药 20g，玉米须 20g，生地黄 15g，川芎 10g，炙甘草 6g。3 剂，日 1 剂，水煎分两次温服。

二诊时间：2015 年 1 月 15 日。

患者双下肢水肿减轻，肢体麻木、冰凉好转，夜尿频。初诊方去菟丝子、杜仲、玉米须，加车前草 12g，泽泻 12g，4 剂。嘱患者用药渣煎水泡脚，注意水温控制在 38℃左右。

三诊时间：2015 年 1 月 19 日。

患者双下肢水肿继续消退，麻木、冰凉感明显缓解，夜尿 1 次。舌淡红，苔白微腻，脉沉。继用二诊方口服加足浴调治。

随访半年，未见复发。

【按语】

本案诸症皆由脾胃虚弱而起，脾虚则肝乘，肝失疏泄则气滞胸闷，阻于四肢则生痹证。后天失养，肾气不充则水肿、夜尿频数。脾胃一虚，则"四脏皆无生气"，百病由此而生。本案病情复杂缠绵，除本虚外，又有郁气、瘀血和痰湿交织，故用药当先护及脾胃功能，同时重视流通气血。气血流通正常，气机升降出入和谐，方能使源清而流自洁。初诊以四君子汤、四逆散合方，健脾益气，理气活血，配制附片扶阳镇水，川芎调畅气血，山药兼补脾肾。全方扶正祛邪，双向调节，以达到治愈疾病的目的。

## 第二节

# 消渴脱疽

### 病案一　热毒炽盛证

汪某，男，61 岁，青海湟中人。

初诊时间：2010 年 8 月 2 日。

患者反复口干、口渴 15 年，2 周前出现左足、左小腿肿胀，左足背外侧破溃伴脓性分泌物，有秽臭味，肢体麻木疼痛，夜间疼痛加重，影响睡眠，大便数日一行，痛苦异常。查体示左足背外侧溃破伴脓性分泌物，坏疽窦道走行至足底。舌质暗红，苔黄略腻，脉沉细。

诊断：消渴脱疽。

辨证：热毒炽盛。

治法：清热解毒，散结消肿。

方药：四妙散加减。苍术 15g，薏苡仁 30g，黄柏 10g，川牛膝 10g，白芍 20g，金银花 20g，蒲公英 15g，当归 10g，川芎 10g，生黄芪 30g，茯苓 15g，茵陈 30g，苦参 20g，白术 20g，甘草 6g。14 剂，每日 1 剂，水煎服。

外治法：局部切开扩疮引流，清除坏死组织，进行分泌物培养＋药敏检验，疮面局部换药。

二诊时间：2010 年 8 月 19 日。

患者肢体麻木减轻，足部疮面缩小，大便日 1 次。初诊方加党参 20g，14 剂。

三诊时间：2010 年 9 月 24 日。

患者足部的疮面比较干净，分泌物少，无异味，肢体麻木明显减轻，精神状态良好，守方继服。

半年后随访，患者足部坏疽痊愈。此后患者精神、体力均佳，病情稳定，足部坏疽未再复发。

## 【按语】

糖尿病足是指糖尿病患者合并神经病变及各种不同程度的末梢血管病变，导致下肢感染、溃疡形成和（或）深部组织破坏的疾病。糖尿病肢端坏疽属于中医学"消渴""痹证""脱疽"等范畴。中医学认为消渴日久，气阴两虚，经脉瘀阻，血行不畅，肢端失养，加之湿热下注，热毒血瘀，故成脉痹、脱疽。20 世纪 80 年代，奚九一教授提出"筋疽－糖尿病足肌腱变性坏死"新病症，发现肌腱变性坏死是糖尿病足坏疽的重要致病因素之一。消渴脱疽为本虚标实之证，以气阴两虚为本，以血瘀湿热为标，故应以益气养阴、活血化瘀、清热解毒、祛腐生肌为主要治法。依据我科"十一五"内分泌重点专科建设成果，结合刘香春学术经验，可将消渴脱疽分为以下四个证型：①气阴两虚、脉络不和证，治法为益气养阴，活血通络，方药为补阳还五汤加减；②阳虚血瘀证，治法为温阳通络，活血化瘀，方药为阳和汤加减；③热毒炽盛证，治法为清热解毒，散结消肿，方药为四妙散加减；④寒凝血脉证，治法为温经散寒，活血通络，方药为当归四逆汤加减。

根据足部坏疽疮面情况，可分别采用适当的中医外治法：①清创术（祛腐清筋术）；②蚕食术；③扩创术；④截足趾术。对于感染疮面，及时清疮、切开引流是关键，要清除坏死的肌腱、筋膜、腐肉和死骨，甚至截趾以清除毒邪，并保持有效引流。注意，严禁对糖尿病足急性缺血期患者进行清疮。

该病例基于辨证论治采取标本并治的方法，温凉同用，内治与外治相结合，取得了较好疗效。

## 🙂 病案二　气阴两虚兼血瘀证

田某，女，71岁，汉族。

初诊时间：2011年2月11日。

患者两足大趾色暗、疼痛半年，加重2周，伴双下肢发凉，口干，心悸，健忘，小便中有泡沫，偶有手臂刺痛。舌淡，舌下络脉瘀紫，苔白微腻，脉沉细。既往2型糖尿病病史18年，平素口服"盐酸二甲双胍片""阿卡波糖片"等控制血糖，10年前开始使用"门冬胰岛素30注射液"早、晚餐前皮下注射控制血糖，具体用量随血糖调整，现用量为早18U、晚14U。

诊断：消渴脱疽。

辨证：气阴两虚兼血瘀。

治法：益气养阴，化瘀通络。

内服方：降糖通脉汤加减。黄芪20g，太子参15g，生地黄15g，熟地黄15g，天冬10g，麦冬10g，白芍10g，黄连10g，丹参20g，葛根10g，川芎10g，甘草6g。7剂，日1剂，水煎分两次温服。

熏洗方：黄芪60g，白芍30g，鸡血藤30g，丹参30g，川芎30g，甘草20g，麻黄30g，桂枝30g，艾叶30g，透骨草

30g，生姜 30g。10 剂，日 1 剂，水煎外洗，每日 1 次。

二诊时间：2011 年 2 月 22 日。

患者两足大趾颜色变淡，疼痛减轻，双下肢仍发凉，大便干结，夜尿 2 次，眠差。内服方同前，熏洗方加制川乌、制草乌各 30g。

三诊时间：2011 年 4 月 8 日。

患者两足大趾疼痛大有好转，双下肢发凉、浮肿，乏力，大便干，夜尿 1～2 次。内服方去熟地黄、天冬、麦冬，改黄连 20g，加黄芩 15g，肉苁蓉 15g，熏洗方加桃仁 15g。

患者接受中药内服及熏洗治疗后双下肢发凉、浮肿减轻。

【按语】

患者既往有糖尿病（消渴）病史 18 年，证属气阴两虚兼血瘀，病久气虚，无力推动血液在脉中运行，导致血行凝滞，脉道瘀阻，加之年老体衰，正气不足，风寒湿邪易侵，阻塞经络，气血运行不畅，故见双侧足大趾瘀黑、阵发性疼痛及下肢发凉，治以益气养阴，化瘀通络，内服中药以降糖通脉汤加减。在中药熏洗方中，黄芪有益气固表、托疮生肌、利水消肿之功效；鸡血藤有补血、活血、通络的功效；丹参具有活血调经、祛瘀止痛、凉血消痈的作用；白芍养血；麻黄温通发散，气味轻清，外可宣透皮毛腠理，内可深入积痰瘀血；桂枝、生姜可温经通脉、通阳化气；艾叶和透骨草有温经通络、散寒的作用；川芎可行气活血、祛风止痛；甘草调和诸药，缓急止痛。诸药合用，可温经通络除滞。

二诊时患者寒湿尚盛，故在原熏洗方的基础上加入制川乌和制草乌。两药辛热，性猛力宏，可搜剔筋骨中的风寒湿邪，以温经祛寒止痛，与麻黄相伍，祛风除湿、散寒止痛之效更强。

三诊时患者大便干，夜尿 1～2 次。增加中药内服方中黄连的用量，加黄芩、肉苁蓉，去掉有滋阴作用的熟地黄、天冬、麦冬。其中，增加黄连用量、加黄芩可增强清热燥湿、泻火解毒的功效，加肉苁蓉可加强润肠通便的作用。在中药熏洗方中加入桃仁，可加强活血通络、祛瘀之功效。患者病情较就诊前明显好转。

早在《五十二病方》中就有中医外治法的相关记载，有用以外敷的药剂、煎汤外洗的洗剂、燃烧熏治的熏剂、蒸葱熨治的熨剂及灸剂等。熏洗法作为中医特色外治法之一，具有方便、有效、不良反应小、应用范围广的特点，在治疗消渴脱疽方面发挥着重要作用。

---

## 第三节
# 消渴痹证

### 病案一　脾气虚弱、痰瘀阻络证

李某，男，61 岁，汉族。

初诊时间：2012 年 11 月 7 日。

患者反复口干、口渴 6 年，下肢麻木，稍肿，皮肤瘙痒，全身乏力，眼睛干涩，纳可，大便每日 1～2 次。舌淡紫，舌下络脉瘀紫，苔薄黄，脉沉略弦数。既往有糖尿病病史6年，长期口服"盐酸二甲双胍片""瑞格列奈片""阿卡波糖片"等降糖药物控制血糖，其间未系统监测血糖，偶测空腹血糖8.0～11.0mmol/L。无高血压、冠心病等其他内科疾病病史，无肝炎、结核等传染病病史。

诊断：消渴痹证。

辨证：脾气虚弱，痰瘀阻络。

治法：益气养血，化痰通络。

内服方：黄芪桂枝五物汤合抵当汤加减：黄芪45g，桂枝30g，白芍30g，鸡血藤30g，酒大黄3g，水蛭粉3g，黄连30g，生姜2片。10剂，日1剂，水煎分两次温服。

熏洗方：生麻黄30g，桂枝30g，艾叶30g，透骨草30g，生姜15g。10剂，日1剂，水煎外洗，每日1次。

二诊时间：2012年11月19日。

患者下肢肿胀消失，双下肢麻木、皮肤瘙痒症状较前明显缓解，嘱患者严格控制血糖，必要时采用胰岛素控制血糖，继服前方，门诊随诊。

【按语】

糖尿病性周围神经病大多在多年糖尿病的基础上形成，初期症状常不明显，或仅有肢端发凉、麻木及皮色改变等表现。其发病机制多以气阴两虚为本，复感寒湿之邪，阻滞经脉，气血凝滞，阳气不达四末，失于温煦；或阴损及阳，寒凝血滞，气血不能通达四肢，肌肉筋脉失于温煦濡养，导致肢体发凉、冰冷，皮色苍白或紫黑；或久病入络入血，气血凝滞，经脉阻塞，气血不能通达肢末，四肢末端失于濡养，导致肢体发凉、麻木、疼痛，血瘀不散，故肢体皮肤有瘀斑，皮色紫红或青紫。其病理改变经历"络滞→络瘀→络闭→络损"等不同阶段，络滞为血液流动不畅，重在活血；络瘀为血液瘀滞，重在化瘀；络闭、络损为血瘀有形之邪固定，络脉闭阻，络脉损伤，重在通络。糖尿病性周围神经病多出现于糖尿病的中后期阶段，亦属于络闭和络损的阶段，多为虚损之证，《临证指南医案》中就载有"大凡络虚，通补最宜""凡新邪宜急散，宿邪宜缓攻"的治疗原则。

本病案中内服方选用具有益气养血、化痰通络功效的黄芪桂枝五物汤合抵当汤加减，体现了糖尿病痹证"虚""损"互为因果的病机思路，治疗时既关注痰、瘀、寒等阻滞经络这一病理环节，又强调机体气阴两虚及脏腑功能失调的影响，外用自拟熏洗方则体现了"以通为补"的治疗思想，其组成均为辛温之药，药简力宏，重于攻邪，祛除络寒，使气血通畅，则络脉滋润。

### 病案二　气虚血瘀证1

高某，男，49 岁，汉族。

初诊时间：2016 年 11 月 11 日。

患者反复口干渴 16 年，四肢末梢麻木、有刺痛感 4 个月。既往糖尿病病史 16 年，4 个月前出现四肢末梢麻木、有刺痛感，并发怕冷，每遇天气冷时加重，曾在外院被诊断为糖尿病性周围神经病，予以"维生素 $B_1$"等药物治疗，疗效欠佳，现患者面色少华，双足皮温稍低，足背动脉搏动减弱，胫前皮肤色素沉着。舌质暗红，舌下络脉淡紫，苔白滑，脉沉。

诊断：消渴痹证。

辨证：气虚血瘀。

治法：益气活血，温阳散寒。

方药：黄芪桂枝五物汤合当归四逆汤加减。黄芪50g，桂枝15g，赤芍15g，当归10g，细辛6g，威灵仙10g，干姜10g，制川乌15g（先煎），制草乌15g（先煎），大枣10g。7剂，日1剂，水煎分两次温服。

嘱患者控制饮食，加强运动。

二诊时间：2016年11月18日。

患者诉服药7剂后病情好转，怕冷症状明显减轻，四肢末梢仍有麻木刺痛感，但较前缓解。测空腹血糖8mmol/L。舌质淡红，舌下络脉颜色较前转浅，苔白滑。继服初诊方10剂。嘱患者继续控制饮食，加强运动。

三诊时间：2016年11月28日。

患者诉口干渴基本消失，四肢末梢刺痛感消失，麻木大减，仅在寒冷时尚感不适。查空腹血糖6.6mmol/L，餐后2小时血糖7.9mmol/L。初诊方加当归20g，再服10剂后可停药。嘱患者监测血糖，控制饮食，加强运动。

【按语】

中药组方治疗痛性糖尿病性周围神经病疗效十分确定。痛性糖尿病性周围神经病属中医学"痹证""痿证"等范畴，是消渴继发病，病性以虚、热、瘀为多，病位侧重于脾、胃、肾。结合本省地域特点，痛性糖尿病性周围神经病多属阳虚血瘀寒凝证，临床多表现为真寒假热。

初诊方中黄芪益气实卫，桂枝温经通阳，二者相伍可补气通阳。桂枝和细辛同属辛温药物，可以祛散寒气。赤芍和营养血，与当归同属甘酸药物，可以养血和血，同时制约桂枝和细辛，以免辛散太过。干姜、大枣合用既可调营卫，又可健脾和中，干姜还可助桂枝以散风寒、通血脉。加威灵仙可加强通络止痛作用。川乌、草乌可加强温经止痛的作用。全方配伍起来，既可益气活血，又可散风寒、通血脉。

### 病案三　气虚血瘀证 2

马某，女，67 岁。

初诊时间：2016 年 8 月 19 日。

患者既往 2 型糖尿病病史 8 年，使用"门冬胰岛素 30 注射液"早 20U、晚 18U 皮下注射降糖，血糖控制不佳，空腹血糖 9～12mmol/L，餐后 2 小时血糖 12～18mmol/L，近 1 个月感双下肢麻木、灼痛感明显，双手及双脚有袜套感，曾于外院就诊，给予"甲钴胺注射液"及"硫辛酸注射液"静脉注射治疗 2 周后双下肢麻木、灼痛感无缓解。睡眠欠佳，心烦不宁，小便频数，大便稍干。舌暗红，苔白，脉沉细。

诊断：消渴痹证。

辨证：气虚血瘀。

治法：益气活血，化瘀通络，疏肝解郁。

方药：黄芪桂枝五物汤加减。黄芪 30g，太子参 30g，当归 20g，赤芍 16g，生地黄 16g，地龙 20g，桂枝 10g，鸡血藤 30g，川牛膝 16g，三棱 16g，莪术 16g，葛根 20g，苏木 10g，郁金 10g，酸枣仁 30g，生甘草 9g。5 剂，日 1 剂，水煎分两次温服。

二诊时间：2016 年 8 月 26 日。

患者诉服药 5 剂后灼痛稍减，下肢酸困沉重感明显，夜间可断断续续睡 2～3 小时，情绪稍有好转。初诊方加合欢花 20g，生薏苡仁 30g，服法同前。

三诊时间：2016 年 9 月 10 日。

患者诉下肢灼痛减轻，双下肢末梢仍有些许灼痛感，不思饮食，纳差，胃脘部胀满症状明显。二诊方加木瓜 20g，焦三仙各 16g，鸡内金 16g，5 剂，服法同前。

四诊时间：2016 年 10 月 11 日。

患者下肢疼痛较前明显减轻，胃脘部不适症状消失，现大便干，排便不畅，2～3 天一行。三诊方加大黄 10g，火麻仁 10g，继服 5 剂。

五诊时间：2016 年 10 月 19 日。

患者皮肤灼痛感几近消失，夜间可熟睡，唯余双下肢酸痛，畏寒喜暖，晨起明显。

治法：益气活血，化瘀通痹。

方药：黄芪 30g，桂枝 16g，赤芍 20g，鸡血藤 30g，木瓜 30g，生地黄 20g，茯神 30g，合欢花 30g，川牛膝 16g，焦三仙各 16g，生甘草 10g，5 剂。

六诊时间：2016 年 10 月 26 日。

患者诉双下肢酸痛明显减轻，仍畏寒喜暖。继服五诊方。

【按语】

糖尿病性周围神经病属于中医学"痹证""血痹""麻

木""痿证"等范畴。中医学认为消渴痹证是由消渴日久，气阴亏耗，阴虚内热灼伤营血，血液运行不畅，造成脉络瘀阻，或病久气虚，无力推动血液在脉中运行，造成血行凝滞，脉道瘀阻，四肢肌肤失养所致，病理机制上有气、血、阴、阳、脏腑之别，以及血瘀、痰结、寒凝之异。患者出现的下肢麻木疼痛等表现，主要是由气血瘀滞，血行不畅，气血不能通达四肢末梢，肌肉筋脉失于濡养所致，故在治疗上以温经活血、益气通络为主。

黄芪桂枝五物汤出自张仲景的《金匮要略》，是养血活血通络，治疗血痹虚劳之代表方，凡证属气虚血滞、营卫不和者，皆可选用此方治疗。本病案初诊方以黄芪、太子参为君，益气养阴，以当归、川芎、川牛膝为臣，活血化瘀通络，补气与活血并行，促使经脉血流通畅，且川牛膝尚有补益肝肾、引血下行的作用。桂枝温经通阳，与黄芪配伍，益气温阳并用，更加能够振奋阳气，促进血液循行。三棱、葛根、苏木、莪术四种活血药一起配伍使用，可增强活血止痛的作用。赤芍可敛阴和营，行瘀止痛。鸡血藤活血补血，舒筋活络，可加强镇痛效果。生地黄可养阴生津。酸枣仁可宁心安神，助睡眠，郁金可行气解郁，清心凉血，二者共用可缓解由肢体疼痛导致的睡眠欠佳，心烦不宁。甘草调和诸药。全方共奏益气养阳、活血化瘀、温经散寒、通经活络之功。

## 病案四　气虚血瘀寒凝证

黄某，男，67岁，西宁人。

初诊时间：2016 年 7 月 23 日。

患者既往有糖尿病病史 12 年，以胰岛素（具体不详）三餐前皮下注射为基础治疗，空腹血糖波动在 6.7～7.9mmol/L，餐后血糖波动在 7.6～8.9mmol/L，血压正常。2 年前出现双下肢疼痛，曾至多家省级医院就诊，查下肢血管彩超提示动脉内膜增厚，管腔无明显狭窄，行肌电图等检查后明确诊断为糖尿病性周围神经病，使用"甲钴胺""依达拉奉"及"卡马西平"等治疗，效果均不理想。来诊时患者双下肢疼痛仍较明显，自觉发凉，如泡水中。舌红，有瘀斑，苔薄腻，脉细涩。

诊断：消渴痹证。

辨证：气虚血瘀寒凝。

治法：益气活血，温阳通脉。

内服方：黄芪桂枝五物汤加减。黄芪 40g，桂枝 20g，白芍 30g，当归 20g，苏木 20g，羌活 15g，独活 15g，鸡血藤 30g，制川乌 10g（先煎），制草乌 10g（先煎）。7 剂，日 1 剂，水煎分两次温服。注意，方中制川乌及制草乌先煎 60 分钟。

外洗方：四物汤加减。熟地黄 20g，当归 20g，白芍 20g，苏木 20g，制川乌 10g，制草乌 10g，地龙 20g，僵蚕 20g，鸡血藤 30g。7 剂，日 1 剂，水煎 2000mL，泡足熏洗。

1 周后患者复诊，诉双下肢疼痛症状无缓解，但觉足心发热，予原方巩固 1 周后增加制川乌及制草乌的用量，内服方中用量增加至 20g，外洗方中用量增加至 30g，2 周后患者诉双下肢疼痛、发凉症状明显减轻。后随访半年，患者双下肢疼痛症状轻微，夜眠改善，临床疗效显著。

## 【按语】

消渴日久，阴损及阳，阳气匮乏，不能濡养四肢，四肢脉络失养，可出现如上诸症。中医学认为，糖尿病性周围神经病属于中医学"痹证"等范畴，主要病机是气虚（或阳虚）血瘀，脉络瘀阻，气虚则血运无力，血瘀则脉行迟滞，二者均可导致脉络瘀阻，使患者出现肢体麻木、疼痛、发凉等表现，治宜益气养血，活血通络。

黄芪桂枝五物汤出自《金匮要略》，是温里剂，具有益气温经、和血通痹之功效，主治血痹之肌肤麻木不仁，脉微涩而紧，临床常用于治疗周围神经炎、中风后遗症等症见肢体麻木疼痛，属气虚血滞，微感风邪者，现也常用于治疗糖尿病性周围神经病见上述表现者。《金匮要略方论本义》曰：黄芪桂枝五物汤，在风痹可治，在血痹亦可治也。本病案在治疗过程中重点调整制川乌及制草乌的用量，以获温通经脉、活血除痹之效。辨证准确，疗效显著。

糖尿病性周围神经病的临床症状多种多样，其病理改变主要有脱髓鞘改变，神经膜的微血管壁增厚，透明样变性，毛细血管内径变小，甚至堵塞，其病因和发病机制目前尚不十分明确，近年来相关研究表明该病的发生可能与代谢障碍、血管神经障碍及维生素缺乏有关。相关研究显示补阳还五汤可增加局部组织的血流量，改善供血，同时能增加抗炎细胞因子数量，从而达到治疗糖尿病性周围神经病的目的。

## 第四节

# 消渴肾病

### 病案一 阳虚水泛证

祁某，女，52 岁，海东民和人。

初诊时间：2014 年 12 月 14 日。

患者反复口干、口渴 12 年，伴间断性下肢水肿半年。患者既往有糖尿病病史 12 年，现使用"门冬胰岛素 30 注射液"早 14U、晚 12U 餐前皮下注射降糖治疗，血糖控制尚可。半年前开始出现间断性双下肢水肿，伴乏力，口干，畏寒肢冷，腰膝酸软，纳食可，夜寐欠安，夜尿频多，有泡沫，大便干，2～3 天一行。至我院门诊就诊后查尿常规提示尿蛋白（＋），尿微量白蛋白 408mg/L，肾功能正常，眼底检查提示糖尿病视网膜病变 Ⅰ 期。既往有高血压病史 3 年，血压最高值 180/98mmHg，长期口服"硝苯地平缓释片"，每次 30mg，每日 1 次，口服"厄贝沙坦片"，每次 150mg，每日 1 次，血压控制情况一般。无其他特殊病史。舌淡暗，边有齿痕，苔薄白，脉沉。

诊断：消渴肾病。

辨证：阳虚水泛。

治法：温阳利水。

方药：参芪五苓散加减。党参 20g，黄芪 16g，白术 30g，茯苓 16g，泽泻 10g，猪苓 10g，桂枝 10g，牛膝 16g，金樱子

10g，芡实 10g，首乌藤 30g，甘草 6g。10 剂，日 1 剂，水煎 400mL，分两次饭后温服。

二诊时间：2014 年 12 月 24 日。

患者双下肢水肿及睡眠明显改善。调整处方为附益肾汤加减，以巩固治疗：制附片 10g（先煎），太子参 15g，熟地黄 10g，桂枝 10g，山药 10g，山茱萸 15g，茯苓 15g，淫羊藿 10g，仙茅 10g，川芎 10g，首乌藤 30g，鸡血藤 30g。7 剂，日 1 剂，水煎 400mL，分两次饭后温服。

患者服药后怕冷、腰膝酸软等症较前明显改善，复查尿蛋白（±），尿微量白蛋白 167mg/L。

【按语】

消渴病日久，肾气受损。肾主水，肾气虚衰，气化失节，开阖不利，水湿聚于体内则出现水肿。消渴肾病常因久病必虚，久病及肾，脾肾两虚，或失治误治而成。肾为先天之本，主骨生髓，主藏精，受五脏六腑之精而藏之；脾为后天之本，主运化升清，为气血生化之源。消渴日久，脾肾功能失调，三焦气化失司，肺不能通调水道，脾肾虚损，水液不能运行和蒸化，可致水肿。脾虚不能升清，精微下注，肾虚封藏失司，精微外溢，可导致蛋白尿和低蛋白血症。本病病机特点为本虚标实。

青海地处高原，消渴肾病中以阳虚型为多，治疗宜以顾护阳气为主。本病案所用方药中的温阳药物偏多，意在以温阳扶正为主。

陈某，女，48岁。

初诊时间：2016年5月26日。

患者既往有糖尿病病史10年，2年前发现尿蛋白阳性，尿蛋白（＋）～（＋＋）。患者口干乏力，畏寒肢冷，腰膝酸痛，下肢浮肿，心悸气短，小便清长，有泡沫，大便少。舌体胖大有齿痕，苔白，脉结代。血压160/95mmHg，实验室检查提示空腹血糖8.3mmol/L，尿潜血（＋），尿蛋白（＋），肌酐74μmol/L。

诊断：消渴肾病。

辨证：心肾阳衰兼瘀毒。

治法：温阳利水，化瘀祛毒。

方药：真武汤加减。制附片10g（先煎），白术16g，茯苓16g，白芍10g，生姜10g，黄芪40g，益母草20g，丹参20g，连翘10g，桃仁10g，红花10g，炙甘草10g。7剂，日1剂，水煎分两次温服。

二诊时间：2016年6月2日。

患者恶心欲吐。初诊方加吴茱萸3g，清半夏10g，以温中止呕。

三诊时间：2016年8月4日。

患者尿蛋白改善不明显，夜间尿频，起夜3次。二诊方加肉桂6g，小茴香10g，芡实16g，金樱子16g。

四诊时间：2016年8月25日。

患者复查尿蛋白（±），空腹血糖 6.7mmol/L，疗效显著。

**【按语】**

消渴肾病属消渴病下消的范畴，禀赋不足、饮食不节、情志失调、劳欲过度为本病之基本病因，本虚标实为本病之基本病机。本虚指消渴日久，耗气伤阴，可致气阴两虚，渐致阴阳五脏亏虚，其中以肝脾肾亏为多见；标实指湿、浊、痰、瘀诸邪蕴结成毒阻于肾。消渴肾病初期可见倦怠乏力，腰膝酸软，随着病情进展可见尿浊，夜尿频多，进而下肢、颜面，甚至全身水肿，最终出现少尿或无尿，伴恶心呕吐、心悸气短、胸闷喘憋不能平卧等严重症状，甚至危及生命。

该病例由于消渴日久，气阴两虚，阴损及阳，阳虚水犯，水气凌心，加之瘀血阻滞，毒损肾络，故而心肾阳衰兼瘀毒，发为消渴肾病，治宜通阳利水，活血解毒。初诊方中的附子是君药，辛甘性热，用之温肾助阳，可化气行水，兼暖脾土，温运水湿；茯苓利水渗湿，使水邪从小便祛，白术健脾燥湿，共为臣药；生姜温散，是佐药，既助附子温阳散寒，又合苓、术宣散水湿，白芍亦为佐药，其义有二，一来利小便以行水气，《神农本草经》言其能"利小便"，《名医别录》亦谓之可"去水气，利膀胱"，二来可防止附子燥热伤阴，使全方利于久服缓治；黄芪益气利水，益母草、丹参活血化瘀，连翘清热解毒，桃仁、红花活血化瘀，炙甘草和中缓急，调和诸药，均为使药。二诊患者恶心欲吐，加吴茱萸、清半夏以温中止呕。三诊患者夜尿频多，加芡实、金樱子收敛固摄。小茴香辛温芳香，长于温肾暖肝，肉桂辛甘大热，善于散寒助火，两药合用可散一身之寒，补命门之不足。

## 病案三 营卫两虚、清阳不升证

李某，男，46岁，汉族。

初诊时间：2015年1月6日。

患者反复口干、口渴6年，发现蛋白尿1年。患者2009年被诊断为2型糖尿病，因无明显症状而拒绝接受药物治疗。1年前无明显诱因出现乏力、头晕、腰困不适等症状，就诊于西宁市某医院，诊断为蛋白尿原因待查，给予"黄葵胶囊"口服治疗，但后期复查尿蛋白仍时为阳性。此次就诊时自诉经常腰酸，疲劳后加重，腰腹部发凉，乏力，畏寒，汗出，头项强，大便不成形，小便色黄，双下肢无水肿。身高体壮，面色偏黑，无光泽。舌暗红，苔薄，脉弦。

诊断：消渴肾病。

辨证：中焦虚弱，下焦湿热。

治法：温中补虚，清利湿热。

方药：小建中汤合八正散加减。桂枝10g，甘草6g，白芍16g，大黄6g，车前子10g，瞿麦10g，栀子10g，滑石20g。7剂，日1剂，水煎分两次温服。

二诊时间：2015年1月14日。

患者服前方7剂后症状未见明显缓解。再次仔细询问患者的症状，患者诉平素畏风恶寒，双眼有困顿感。仔细体会脉象，感觉患者脉浮偏细而无力，应按营卫两虚、清阳不升证治疗。

诊断：消渴肾病。

辨证：营卫两虚，清阳不升。

治法：调和营卫，益气养阴，健脾祛瘀。

方药：参芪地黄汤合桂枝加葛根汤加减。黄芪 30g，太子参 20g，生地黄 16g，白术 20g，山茱萸 10g，陈皮 10g，丹参 10g，桃仁 10g，红花 10g，桂枝 10g，白芍 12g，葛根 20g，防风 10g，茯苓 20g，泽泻 10g，山药 16g，炙甘草 6g。7 剂，日 1 剂，水煎分两次温服。

其他治疗：口服大黄糖肾胶囊，每次 6 粒，每日 2 次。口服厄贝沙坦片，每次 150mg，每日 1 次。

三诊时间：2015 年 1 月 20 日。

患者服前方后自觉见效明显，乏力减轻，工作精力较前旺盛，腰腹部发凉症状好转，大便成形。面部较前有光泽，舌淡，苔薄，脉较前有力。复查尿常规提示尿蛋白阴性，潜血弱阳性。继服二诊方。

此后，患者以二诊方为基本方，每日一剂或两日一剂，坚持服用两个多月，于 2015 年 5 月 23 日复查尿常规未见异常，面色与精神状态与初诊时判若两人。

【按语】

糖尿病肾病属于中医学"消渴肾病"范畴，可由消渴病久治不愈，久病入络，伤阴耗气，痰、郁、热、瘀互结于络脉，聚积于肾络而成。在肾虚的基础上，痰瘀内阻肾络，肾虚夹痰瘀贯穿消渴肾病始终。患者先天不足，肾气亏虚是病之内因，后天情志失调，或饮食失节，或外邪侵袭，是病之外因。脾失健运而生痰，贮痰于肺，肺朝百脉，脉道痰阻血瘀，痰瘀交结，阻于肾络而发为本病。根据消渴肾病的中医辨证，治疗时或补益气血，或滋养肝肾，或清利湿热，或活血化瘀通络。

　　本病案的二诊方中，生地黄、山茱萸、山药益肾调肝健脾；黄芪、太子参益气养阴；白术健脾燥湿，加强益气助运之力，茯苓健脾渗湿，苓、术相配，则健脾祛湿之功更强；泽泻、陈皮化湿祛痰；丹参、桃仁、红花活血化瘀通络；桂枝、葛根、防风解肌祛风，调营卫；白芍补血敛阴，平肝止痛；炙甘草调和诸药。

　　现代药理学研究证实生地黄、山茱萸、山药、黄芪、茯苓、泽泻、丹参均有降血糖作用；黄芪具有双向调节血糖的作用，并有降脂、消除尿蛋白、提高抗病能力的功效；茯苓、泽泻既可降糖，又可降脂。中药对糖尿病肾病患者有消除尿蛋白、改善临床症状、保护肾脏等多方面作用，中西医结合治疗不仅减轻了西药的不良反应，而且改善了临床症状，提高了治疗效果，显示出了很好的应用前景。但是，中医药治疗的大多数研究是通过临床观察进行的，对中草药及其复方作用机理的实验研究还不够深入，今后可注意引入新技术、新方法来进行中医药治疗糖尿病肾病的临床和基础研究。

# 第四章

# 其他常见病验案

---
第一节

瘿

---

## 病案一　气滞痰凝、血脉瘀阻证

张某，女，40 岁，汉族，公务员。

初诊时间：2015 年 1 月 20 日。

患者左侧颈前可扪及一核桃大小、质硬的肿块，可随吞咽动作上下移动，表面光滑，边界清楚。患者精神疲惫，急躁易怒，胃纳不佳，月经不调。既往无高血压、糖尿病、冠心病等慢性病病史。舌质瘀暗，苔薄腻，脉细弦。

诊断：瘿病。

辨证：气滞痰凝，血脉瘀阻。

治法：理气化痰，活血化瘀，消瘿散结。

方药：海藻玉壶汤加减。昆布 10g，海藻 10g，青皮 9g，陈皮 9g，法半夏 9g，浙贝母 12g，连翘 6g，当归 9g，川芎 9g，三棱 6g，莪术 6g。7 剂，日 1 剂，水煎分两次温服。

二诊时间：2015 年 1 月 30 日。

患者诉服药后肿块未见变化，动辄烦躁易怒，胸闷不舒。舌红，苔黄，脉数。初诊方加郁金 9g，香附 6g，夏枯草 9g，牡丹皮 6g，玄参 12g，7 剂。

三诊时间：2015 年 2 月 8 日。

患者诉服药后肿块稍转柔软，右侧肿块显著缩小，烦躁减轻，夜眠欠佳。舌苔薄，脉弦。二诊方加茯苓 15g，首乌藤 20g，7 剂。

此后，患者守方继服 40 剂，颈部肿块明显缩小。

【按语】

瘿病是因情志内伤、饮食及水土失宜，导致气滞、痰凝、血瘀于颈前，以颈前喉结两旁扪及肿大的结节为主要临床表现的病证。气滞、痰凝、血瘀壅结于颈前是瘿病的基本病机，与体质因素密切相关。该患者结节坚硬，故加用三棱、莪术以活血化瘀、软坚散结；胸闷不舒，加郁金、香附理气行滞；失眠，加首乌藤养心安神。

## 病案二　肝气郁结证

陈某，女，30 岁，汉族，职员。

初诊时间：2016 年 4 月 20 日。

患者既往慢性甲状腺炎病史 4 年，其间反复出现甲状腺功能亢进，间断口服甲巯咪唑，每日 10～30mg，经常出现精神疲惫，心慌，心情烦躁，易怒，常与家人争吵，生气时感胁下胀痛，伴有颈部臃肿感，经行时腹胀腹痛，腰际酸楚。舌苔薄腻，脉细弦。既往流产史 1 次（具体不详），无高血压、糖尿病、冠心病等病史。右侧颈部可及一约 3cm×4cm 的结节。甲状腺彩超提示甲状腺弥漫性病变。

诊断：瘿病。

辨证：肝气郁结。

治法：疏肝解郁，化痰散结。

方药：柴胡疏肝散合半夏厚朴汤加减。柴胡 20g，陈皮 10g，川芎 10g，枳壳 16g，清半夏 10g，厚朴 16g，炒白术 20g，甘草 6g，龙胆草 16g，夏枯草 30g，皂角刺 30g，香附 10g。7 剂，日 1 剂，水煎分两次温服。

其他治疗：口服甲巯咪唑片，每次 10mg，每日 3 次。

二诊时间：2016 年 4 月 30 日。

患者诉服药后肿块变化不大，仍有烦躁易怒，颧红口干。舌苔薄，脉弦。治以消肿软坚化痰，佐以滋补肾阴、解郁安神。初诊方加合欢花 30g，女贞子 30g，墨旱莲 20g，7 剂。

三诊时间：2016 年 5 月 8 日。

患者诉服药后肿块较前稍柔软，稍缩小，烦躁易怒、颧红、口干均有好转。舌苔薄，脉弦。药方见效，继续予以疏肝解郁、化痰散结治疗。二诊方去炒白术、香附，加天花粉 20g，黄药子 10g，14 剂。

四诊：2016 年 5 月 28 日。

患者诉心慌，精神好转，颈部右侧肿块显著缩小，唯睡眠欠佳。舌苔薄，脉弦。三诊方加酸枣仁 30g，乌梅 10g，莲子心 3g，7 剂。

此后，患者继服四诊方 20 余剂，5 个月后颈部右侧肿块基本消失。嘱患者定期门诊随诊，检查甲功七项、血常规，逐渐减少甲巯咪唑用量至甲状腺功能稳定。

【按语】

瘿病以颈前喉结两旁肿大或可触及结节为主要临床表现，常见病机为长期恼怒郁虑，使气机郁滞，肝气失于条达，气滞痰凝，壅结于颈前。痰气凝滞日久，产生瘀血，则可致瘿肿较硬或触及结节。饮食及水土失宜，脾失健运，不能运化水湿，聚而生痰，痰气壅结于颈前，也可发为瘿病。素体阴虚之人，易于化火生湿，痰瘀互结，形成瘿病。另外，女性的生理特点与肝经气血有密切关系，易出现气郁痰结、气滞血瘀及肝郁化火等病理变化，故女性易患瘿病。

## 病案三　心肝郁结、肺胃热盛证

张某，女，21 岁，回族。

初诊时间：2015 年 7 月 12 日。

患者多食易饥，烦躁 1 个月，自觉咽中有痰不易咳出，恶心呕吐，活动后气喘。舌红，苔薄黄，脉滑数。既往甲状腺功能亢进症病史 1 个月，现口服甲巯咪唑片，每次 10mg，每日 2 次。查甲状腺功能提示游离三碘甲状腺原氨酸（$FT_3$）15.06pmol/L，游离甲状腺素（$FT_4$）4.74pmol/L，促甲状腺激素（TSH）0.01mIU/L，甲状腺过氧化物酶抗体（TPOAb）953.00U/L。无高血压、冠心病等其他内科疾病病史，无肝炎、结核等传染病病史。

诊断：瘿病。

辨证：心肝郁结，肺胃热盛。

治法：清心凉肝，肃肺化痰，和胃降逆。

方药：太子参 20g，麦冬 20g，黛蛤散 10g，茵陈 16g，红花 6g，苦杏仁 10g，旋覆花 10g（包煎），赤芍 13g，川贝母 10g，紫苏子 13g，法半夏 10g，焦三仙各 16g，甘草 6g。10 剂，日 1 剂，水煎分两次温服。

西医治疗：继续口服甲巯咪唑片，每次 10mg，每日 2 次。

二诊时间：2015 年 7 月 21 日。

患者服药后症状缓解，心率 75～95 次/分，恶心好转，纳可，夜眠可，大便调。舌尖红，苔薄白，脉细。初诊方加牡蛎 30g（先煎），20 剂。嘱患者定期门诊随诊，检查甲功七项、肝功能及血常规，以调整甲巯咪唑片用量。

【按语】

甲状腺功能亢进症是西医学病名，中医学中并无此病名，可归为"瘿病""瘿气""瘿瘤"等范畴。瘿病之名首见于《尔雅》，《说文解字》曰："瘿，颈瘤也，从病婴音。宋代的《圣济总录》中记载：石瘿、泥瘿、劳瘿、忧瘿、气瘿，是为五瘿。明代《医学入门》中记载"原因忧恚所致，故又曰瘿气"，首次出现"瘿气"之名，强调情志不畅为本病的致病因素。

该患者肝气郁结化热，进而影响脾胃，胃热炽盛，可导致食欲亢进。肝气旺盛可造成脾失健运，湿聚成痰浊，气机不畅，引发肝气上逆，导致患者自觉咽中有痰不易咳出、恶心呕吐，以及在活动后出现气喘等表现。心火上炎，可引发心烦易怒等症状。因此，本病证既涉及肝郁脾虚，亦存在心火内扰，辨证为心肝郁结，肺胃热盛，治以清心凉肝，肃肺化痰，和胃降逆。初诊方中，太子参、麦冬益气养阴，黛蛤散清肺肃肺，调理肝气，苦杏仁宣肺止咳，茵陈清利湿热，调理肝胆，川贝母化痰散结，紫苏子理气化痰，旋覆花降逆平喘，法半夏燥湿化痰止呕，赤芍凉血散瘀，红花活血通络，改善气机瘀滞，焦三仙健脾消食，恢复脾胃运化功能，甘草调和诸药。全方重在疏肝理气、清肺化痰，兼顾补益脾胃、和胃降逆，合理平衡了疏泄与补益的关系。该患者的病理特点为肝气有余而脾气不足，临床用药必须谨慎，避免因药物质重而对脾胃造成伤害，治疗过程中应重视对脾胃的保护，稳固后天的根基。同时，建议患者注意规律饮食，适度锻炼，避免情绪波动，保持心态平和。

## 病案四　脾肾阳虚、湿瘀不化、气机闭阻证

师某，女，38 岁，汉族。

初诊时间：2016 年 10 月 15 日。

患者周身浮肿，胸闷气短，疲惫无力，嗜卧懒动，声音嘶哑，畏寒肢冷。既往甲状腺功能减退症病史 3 年，长期口服"左旋甲状腺素钠片"，每次 75μg，每日 1 次，病情有了明显改善，但随着药量的不断加大，现感心悸、失眠、头痛。舌胖大，边有齿痕，苔白滑，脉沉涩。既往无高血压、冠心病等其他内科疾病病史，无肝炎、结核等传染病病史。

诊断：瘿病。

辨证：脾肾阳虚，湿瘀不化，气机闭阻。

治法：温阳益气，化瘀利湿。

方药：参芪地黄汤加减。党参 20g，黄芪 30g，茯苓 16g，泽泻 10g，白术 10g，苍术 20g，生地黄 16g，川芎 13g，桂枝 10g，炙甘草 10g，木香 10g，厚朴 10g，仙茅 16g，淫羊藿 20g。7 剂，日 1 剂，水煎分两次温服。

嘱患者定期门诊随诊，检查甲功七项、血常规，逐渐调整左旋甲状腺素钠片用量。

【按语】

此瘿病之证，显见脾肾阳虚之态，湿瘀胶结不化，气机受阻严重。脾肾为阳气之源，今阳虚失煦，湿瘀内生，气机不畅，治当温补脾肾之阳，以化湿瘀，通调气机，用药须注重顾护阳气，避免使用寒凉之剂，同时佐以活血化瘀、行气通络之品，以期使阳气复、湿瘀散、气机通，如此则瘿病自愈。方中党参、黄芪为补气要药，共奏益气健脾、升阳举陷之功，针对脾肾阳虚之本进行治疗。泽泻利水渗湿，与茯苓配伍，可增强祛湿效果。苍术燥湿健脾，祛风散寒，与白术合用，可增强燥湿效果。茯苓、白术、苍术可增强健脾化湿之力，有助于湿邪的祛除。生地黄、川芎一补一泻，既补肝肾之阴，又祛气血之瘀，针对湿瘀不化的病理状态进行治疗。桂枝、炙甘草温阳化气，可促进气血运行，有助于湿瘀的消散。木香、厚朴可行气通络，燥湿化痰。仙茅、淫羊藿均为温补肾阳之佳品，有助于改善脾肾阳虚的状态。

## 病案五　气滞痰阻证

赵某，男，76 岁，汉族。

初诊时间：2015 年 8 月 20 日。

患者下颌部反复肿胀 4 年余，现下颌部肿胀严重，自觉颈部拘紧，无吞咽困难，无明显疼痛，查颈部甲状腺彩超示甲状腺双侧叶弥漫性病变，颈部皮下软组织弥漫性水肿。舌质红苔厚腻，脉沉细滑。既往食管癌病史 8 年余，并行放化疗治疗。曾因下颌部肿胀在多家医院就诊，经相关检查明确诊断为甲状腺功能减退症，予以"左甲状腺素钠片"口服，每日 50～70μg，近期查甲状腺功能基本正常。多家医院考虑其下颌部肿胀为淋巴液渗出及甲状腺肿共同作用所致，而淋巴液渗出与放化疗有关，当前方案疗效欠佳。

诊断：瘿肿。

辨证：气滞痰阻。

治法：健脾理气，化痰软坚散结。

方药：柴胡疏肝散加减。柴胡 10g，当归 16g，白芍 16g，川芎 10g，茯苓 20g，法半夏 16g，浙贝母 20g，泽泻 20g，益母草 30g，地龙 10g，莪术 20g，桔梗 6g，青皮 10g，陈皮 10g，生甘草 3g。6 剂，日 1 剂，水煎分两次温服。

二诊时间：2015 年 8 月 27 日。

患者诉服初诊方后颈部拘紧感明显好转，平素怕冷，易感冒。继服初诊方 10 剂，用法同前。

三诊时间：2015 年 9 月 6 日。

患者自觉效果不如服前 7 剂时明显，但仍有效，感疲乏无力，怕冷。追问患者详细的服药情况，患者诉因服药后出现小便量多，血压较低，故自行调整方中益母草的用量至 10g。嘱患者不可擅自调整药物用量，二诊方加黄芪 60g，改生甘草 3g

为炙甘草 6g，10 剂。

四诊时间：2015 年 9 月 17 日。

患者诉颈部肿胀感明显好转，无拘紧感，怕冷及乏力好转，测血压 138/85mmHg，小便无明显增多。继服三诊方。

【按语】

瘿肿以颈前喉结两旁结块肿大为基本临床特点，多由情志内伤、饮食不慎、水土失宜引起，与体质密切相关。气滞痰凝蕴结于颈前是瘿肿的病理核心，气郁痰阻，日久痰结血瘀，痰气郁结化火，导致肝火旺盛，心肝阴虚，阴虚火旺。治疗瘿肿的主要原则为疏肝健脾，利水燥湿，故选用柴胡疏肝散加减以健脾理气，化痰软坚散结，同时重用益母草以清热解毒，利尿消肿，显著改善颈部皮下软组织弥漫性水肿。

初诊方旨在健脾理气，化痰软坚散结，针对气滞痰阻的病机进行治疗，通过调和脏腑功能，祛除病邪，达到治疗瘿肿的目的。柴胡、当归、白芍、川芎具有疏肝解郁，养血健脾之功，共同作用于肝脾，调和气血，以解气滞之困。茯苓、法半夏、浙贝母、泽泻共同作用于脾肺，以化痰湿、消瘿肿。益母草、地龙、莪术三药合用，可增强活血化瘀、通络散结之功效。桔梗、青皮、陈皮可宣肺理气，化痰散结。甘草调和诸药。

## 病案六 阴虚阳亢、虚风内动证

马某，女，31 岁，回族。

初诊时间：2016 年 8 月 11 日。

患者疲倦乏力、心慌出汗 1 年。患者 1 年来疲倦乏力，心慌出汗，情绪急躁，时感目胀头晕，失眠，常觉饥饿，但身体逐渐消瘦，颈部逐渐增粗，月经量逐渐减少，曾在我省其他医院就诊，明确诊断为甲状腺功能亢进症，予以"甲巯咪唑"等药物治疗，治疗后甲状腺功能逐渐恢复正常，但上述症状缓解不明显，后出现白细胞减少，外院建议手术，患者不愿，故来我院寻求中医治疗。现患者疲倦乏力，心慌出汗，情绪急躁，时感目胀头晕，失眠，常觉饥饿。舌质红，苔薄，脉细数。

诊断：瘿气。

辨证：阴虚阳亢，虚风内动。

治法：育阴潜阳，养心宁神。

方药：一贯煎合酸枣仁汤加减。夏枯草 15g，牡蛎 15g（先煎），麦冬 10g，北沙参 10g，女贞子 20g，枸杞子 16g，茯神 20g，党参 20g，酸枣仁 30g，知母 10g，川芎 10g，合欢花 20g。6 剂，日 1 剂，水煎分两次温服。

二诊时间：2016 年 8 月 17 日。

患者诉服初诊方后心慌、出汗、烦躁、头晕、疲乏、失眠等症状逐渐减轻，颈部肿大未消，手颤。舌质红，脉仍细数。初诊方加黄药子 10g，海浮石 16g，石决明 10g（先煎），钩藤 30g（后下），连服 6 剂。

三诊时间：2016 年 8 月 24 日。

患者诉服药后颈部肿胀感消失，手颤症状缓解，仍时感疲乏，饥饿汗出。二诊方加熟地黄 20g，何首乌 20g，山茱萸 10g，北沙参用量加倍，6 剂。

四诊时间：2016 年 8 月 30 日。

患者诉颈部肿胀感明显减轻，无拘紧感，无心慌出汗，无烦躁，体重略有增加。继予三诊方 10 剂巩固治疗，嘱患者门诊随诊。

【按语】

甲状腺功能亢进症属于中医学"瘿病"范畴，而"中消""怔忡""心悸"及"眼突"等中医病证也符合甲状腺功能亢进症的部分特点。古代医家在瘿病的治疗方面积累了大量宝贵的经验。中医学认为，本病的发生可与禀赋不足、肝肾阴虚体质有关，精神因素多为诱因。本病的基本病机特点可以概括为阴虚为本，气、火、痰、瘀为标。疾病早期多以标实为主，如气郁及痰结等，而随着疾病的发展，常会表现出本虚标实、虚实错杂、相互影响的特点。病变主要涉及的脏腑是肝，也可能累及心、脾、胆、肾、胃等多个脏腑。因此，治疗瘿病时需要明确辨识，全面考虑患者的体质、本病的病因病机及病变脏腑，制订综合性治疗方案。

本病例属阴虚阳亢、虚风内动证。由于心阴不足，心神不宁，故见心慌、失眠、汗出、舌质红、脉细数；心阴不足，暗耗肾水，肝阳必亢，故见头目胀，善怒烦躁；内热灼其胃津，故善饥乏力。治疗当以滋阴潜阳、养心宁神为法。以三诊方为例，方中夏枯草、牡蛎可平肝阳之亢逆，加石决明、钩藤可息虚风，配女贞子、枸杞子、山茱萸滋肾阴，以达潜阳之目的，麦冬、北沙参养胃阴，可解津亏之难，知母可滋阴润燥，清泄心火，防止心火亢盛扰乱心神，川芎可活血行气，推动气血运行，合欢花、酸枣仁、茯神、党参、熟地黄、何首乌可补虚损，养心血，佐以黄药子、海浮石消瘿散结，疗效显著。

# 第二节
# 不 寐

杜某，男，56 岁，汉族，西宁人。

初诊时间：2015 年 7 月 11 日。

患者有糖尿病病史多年，现睡眠差，不易入睡，睡后易醒，多梦。晨起乏力，头晕，口干，咽干，五心烦热，多汗，双膝关节及足跟时有疼痛，小便尚调，大便偏稀。检测随机血糖 7.9mmol/L，血压 130/90mmHg。舌淡，苔白腻微黄，脉沉细。既往无特殊病史。

诊断：不寐。

辨证：肝肾亏虚，心肾不交。

治法：补益肝肾，养心安神。

方药：大补元煎加减。生地黄 20 克，熟地黄 20g，山茱萸 10g，当归 16g，麦冬 10g，远志 10g，酸枣仁 30g，柏子仁 20g，锁阳 10g，珍珠母 20g（先煎），炙甘草 10g。5 剂，日 1 剂，水煎分两次温服。

二诊时间：2015 年 7 月 25 日。

服初诊方后患者睡眠状况有所好转，但仍多梦，足跟疼痛，汗出多。舌淡，苔白，脉细。二诊方加首乌藤 30g，补骨脂 10g，7 剂。

三诊时间：2015 年 8 月 10 日。

患者的睡眠情况明显改善，脸色及精神状态明显好转。守方继服 7 剂。

## 【按语】

不寐为病名，出自《难经》，又名不得卧、不得眠、不能眠、失眠等，指经常夜不能寐或乍寐即醒。轻者难以入睡，或睡而易醒，或时睡时醒，或醒而不再睡，重者彻夜不眠。《景岳全书》曰：神不安则不寐，其所以不安者，一由邪气之扰，一由营气之不足耳，有邪者多实证，无邪者皆虚证。不寐多由劳神忧思，或年老久病，心脾内伤，心神失养，或恼怒，痰热上扰，心神不宁所致，《医经溯洄集》曰：凡病之起，多由乎郁。郁者，滞而不通之意。治疗不寐时应注重疏肝调气，气机通调则郁自消。此病例的病机为肝肾亏虚，心肾不交，心火上炎，神不守舍。《景岳全书》用大补元煎治疗此病，意在补益肝肾，交通心神，进而神自归舍，眠自安稳。

西医学的失眠是指入睡困难、易醒、早醒、睡眠质量低下、睡眠时间明显减少等睡眠障碍，严重的患者甚至彻夜不眠。长期失眠易引起心烦意乱、疲乏无力，甚至头痛、多梦、多汗、记忆力减退，还可诱发心身疾病。西医常采用物理及药物治疗，但很多患者的失眠并非由器质性病变引起，采用中医药治疗常可获得显著疗效。

## 第三节
# 粉 刺

马某，男，25 岁，汉族。

初诊时间：2016 年 8 月 15 日。

患者诉 5 年前颜面部出现小丘疹、脓疱，下颌及脸颊部较重，吃辛辣刺激性食物后加重，后来慢慢变成囊肿、结节，近 1 年来痒痛甚，每当挤出脓液之后脓疱处就形成瘢痕，油脂分泌旺盛，前额及两侧脸颊可见瘢痕及色素沉着，伴口臭，大便干，3 日一次，小便尚可。舌红，苔黄腻，脉滑。

中医诊断：粉刺。

西医诊断：痤疮。

辨证：痰热瘀互结。

治法：化痰消结，化瘀清热。

方药：化瘀散结丸加减。法半夏 10g，苍术 16g，厚朴 10g，陈皮 10g，胆南星 10g，瓜蒌 20g，昆布 10g，三棱 10g，莪术 10，桃仁 16g，红花 10g，夏枯草 16g，黄芩 16g，黄柏 10g，金银花 20g，野菊花 10g，茯苓 20g。7 剂，日 1 剂，水煎分两次温服。

二诊时间：2016 年 8 月 23 日。

患者服用初诊方 7 剂后，自觉新疹减少，其余无变化。舌红，苔黄，脉滑。初诊方去黄柏、金银花，14 剂。

三诊时间：2016 年 9 月 8 日。

患者服用二诊方 14 剂后，诉面部囊肿、结节较前稍有减少，已无新疹出现。二诊方去胆南星，14 剂。

四诊时间：2016 年 9 月 22 日。

患者服用三诊方 14 剂后，面部囊肿、结节基本消失，症状明显改善。三诊方去野菊花，加赤芍 10g。

患者间断服用四诊方 3 个月，随访半年未复发。

【按语】

西医学的"痤疮"属于中医学"粉刺""面疮"等范畴。中医学认为痤疮主要是由素体肾之阴阳平衡失调，肾阴不足，相火天癸过旺，加之后天饮食起居不慎，肺胃火热上蒸头面，血热瘀滞而成，临床可见肺经蕴热、胃肠积热、冲任失调、痰瘀互结等表现，治疗以清热解毒、泄热通腑、调节冲任、化痰散结、活血化瘀为主。

本病案中患者为青年人，属阳盛之体，热毒容易侵袭身体上部而发为痤疮，又因热毒深重，痰瘀互结而出现囊肿、结节。患者患病已久，但仍有新发丘疹、脓疱等，说明证属痰瘀热互结，瘢痕及色素沉着说明有瘀血内阻，气血不畅的问题，口臭、便干说明热毒炽盛，有脓液、油脂分泌旺盛、舌红、苔黄腻均为痰热内壅，湿浊上泛的表现。初诊方中，法半夏、胆南星、苍术、陈皮、厚朴、瓜蒌、昆布、夏枯草清热化痰，软坚散结；三棱、莪术、桃仁、红花活血化瘀，通络止痛；黄芩、黄柏、金银花、野菊花清热解毒；茯苓健脾利湿化痰。患者服用后，火毒减轻，去黄柏和金银花，症状明显改善后去胆南星。四诊时患者面部囊肿、结节基本消失，症状明显改善，故去野菊花，加赤芍取其活血化瘀、消斑之功，以清热解毒、活血祛瘀兼化痰消斑之法善后收功。

## 第四节

## 代谢综合征

王某，男，49岁。

初诊时间：2014年6月3日。

患者口干，口渴，饮水多，尿多，纳食多，全身乏力，易饥饿，心慌，大便每日2～3次，质软，眠安。舌质暗红，苔薄黄，脉沉小滑略数。既往有高血压、2型糖尿病、高脂血症病史。血压145/105mmHg，体重指数33.4kg/m$^2$。糖化血红蛋白8.4%，甘油三酯2.49mmol/L。

中医诊断：消渴。

西医诊断：代谢综合征。

辨证：胃肠实热，湿浊内蕴。

治法：清热通腑，燥湿化浊。

处方：大黄黄连泻心汤加减。酒大黄15g（单包），黄连30g，化橘红30g，决明子30g，山楂30g，红曲9g，藏红花2g，三七15g。

1个月后随访，患者服初诊方28剂后，口干、口渴减轻，纳食减少。复查糖化血红蛋白7.4%，甘油三酯1.90mmol/L，测血压140/90mmHg。

二诊时间：2014年11月9日。

患者自诉口干、口渴、饮水多、尿量多、纳食多、全身乏力等症状基本消失，二便调，体重下降3kg，体重指数30.08kg/m$^2$，空腹血糖7.2mmol/L，甘油三酯1.83mmol/L，总胆固醇 5.82mmol/L，血压 130/80mmHg。予盐酸二甲双胍片 0.5g，三餐前口服以控制血糖，非洛地平缓释片 5mg，每日 1 次口服以控制血压，嘱患者严格控制饮食，加强运动，培养良好的生活习惯，门诊随诊。

**【按语】**

代谢综合征是由肥胖、胰岛素抵抗等导致的代谢紊乱综合征，多伴有肥胖症、高血压、糖尿病、高脂血症等，该病的防治以改变生活方式和通过药物控制危险因素为主。代谢综合征的本质是多方面的，是复杂的，许多问题有待阐明。西医对代谢综合征的治疗以控制血糖、控制血压、降脂和减重为主，缺乏整体治疗。

痰、火、浊、湿、瘀理论为代谢综合征的治疗提供了中医理论指导。《素问·奇病论》云：有病口甘者，病名为何？何以得之……此五气之溢也，名曰脾瘅。夫五味入口，藏于胃，脾为之行其精气，津液在脾，故令人口甘也。此肥美之所发也。此人必数食甘美而多肥也，肥者令人内热，甘者令人中满，故其气上溢，转为消渴。"瘅"是热的意思，脾瘅为脾热之病，即由于过食甘美肥味，导致内热中满蓄积于脾，脾气上溢于口，从而出现口甘之症状。患者长期营养过剩，脾胃负担过重，运化功能异常，以致营养堆积，进而化生膏脂痰浊，充溢形体，若进一步发展则为传统所见之消渴。

代谢综合征与肝、脾、肾三脏密切相关，以痰浊瘀滞为核心病机，脾失健运、肝失疏泄、脾肾不足、水湿内生、痰浊停滞、瘀血内阻可发为本病。饮食不节，过食肥甘，忧思郁怒，则劳伤心脾，肝胆失舒，调摄功能失调，行血、化津、祛浊无力，从而变生血瘀痰浊，痰瘀互结，进一步加重气化功能失常，形成恶性循环。代谢综合征是一组复杂的代谢紊乱综合征，表现在不同个体上有肥胖症、高血压、糖尿病、高脂血症等的不同，所以病机侧重亦有不同。本案用大黄黄连泻心汤加减治疗，是因为大黄黄连泻心汤是治疗火热邪气结于心下的基本方。大黄、黄连二药合用，可使热自泄，气自畅，有助于祛除胃肠湿热；化橘红理气宽中、消食、燥湿化痰，可祛除内壅湿痰；山楂和红曲均能入脾经，可提高脾脏运化之功，助化油腻肉食，清除胃内饮食积滞；藏红花、三七活血化瘀，可改善气滞血瘀；决明子清热润肠通便，有助于改善水谷精微布散失常的问题。

## 第五节
# 肥 胖

刘某，男，45 岁。

初诊时间：2014 年 7 月 11 日。

患者肥胖 5 年余，心悸汗出 2 个月。患者 5 年前开始出现体重明显增加，近 2 个月出现午餐前汗出，心悸，伴头晕、头沉，神倦形困，胃脘痞满，睡眠欠佳，多梦，记忆力衰退，纳呆，便溏。对称性肥胖，体重 98kg，身高 176cm，血压 160/100mmHg，颈后黑棘皮病明显，甲状腺无肿大，皮肤无紫纹，腹壁脂肪厚，下肢轻度浮肿。舌淡胖，边有齿痕，苔白腻，脉濡缓。既往体健，无特殊病史。查甲状腺功能未见异常，胰岛素释放试验提示高胰岛素血症。

诊断：肥胖。

辨证：脾虚湿蕴。

治法：健脾利湿。

方药：六君子汤加减。茯苓 20g，白术 12g，泽泻 20g，玉米须 30g，法半夏 10g，桂枝 10g，厚朴 12g，砂仁 10g（后下），木香 6g，山楂 30g，鸡内金 12g，甘草 6g。20 剂，日 1 剂，水煎分两次温服。

其他治疗：盐酸二甲双胍片口服，每次 0.5g，每日 3 次。

二诊时间：2014 年 8 月 1 日。

患者连服初诊方 20 剂后体重减至 85kg，头晕、头沉、多梦、浮肿、便溏、胃脘痞满、倦怠等症状均消失。血压 130/80mmHg。效不更方，继服初诊方 20 剂。

三诊时间：2014 年 8 月 21 日。

患者体重减轻至 80kg。无特殊不适，已恢复正常工作。继服二诊方 20 剂（隔日 1 剂）巩固治疗后停药。

【按语】

肥胖可由多种原因引起，气虚痰湿偏胜是主要病机，可导致体内膏脂堆积过多，体重超标。历代医家对肥胖的论述非常多，相关记载最早见于《黄帝内经》，《素问·通评虚实论》有"肥贵人"的描述，《素问·阴阳应象大论》有"年五十，体重，耳目不聪明矣"的描述。证候方面，《灵枢·逆顺肥瘦》记载：广肩，腋项肉薄，厚皮而黑色，唇临临然，其血黑以浊，其气涩以迟……《灵枢·卫气失常》根据人皮肉气血的多少对肥胖进行分类，分为"有肥""有膏""有肉"三种，后世

- 96 -

医家对肥胖的分型由此发展而来。此外,《素问·奇病论》中有"此人必数食甘美而多肥也"的描述,《素问·宣明五气》有"久卧伤气,久坐伤肉"的记载,说明肥胖的发生与过食肥甘、先天禀赋不足、劳作运动太少等多种因素有关,后世医家在此基础上认识到肥胖的发生还与气虚、痰湿、七情不遂,以及地理环境等因素有关。《景岳全书》认为肥人多气虚,《丹溪心法》《医门法律》认为肥人多痰湿。

在治疗方面,《丹溪心法》认为肥胖应从湿热及气虚两方面论治。《石室秘录》认为治痰可徒祛其湿,必须以补气为先,而佐以消痰之品。此外,前人还认识到肥胖与其他多种病证有关,《黄帝内经》认识到肥胖可转化为消渴,还与仆击、偏枯、痿厥、气满发逆等多种病证有关。《女科切要》指出:肥白妇人,经闭而不通者,必是痰湿与脂膜壅塞之故也。

该病例中医辨证为脾虚湿蕴,治以健脾利湿,用茯苓、白术健脾化湿,泽泻、玉米须利水消肿,法半夏化痰,桂枝温阳化气,厚朴、砂仁、木香理气健脾,山楂、鸡内金消脂消食,甘草调和诸药,全方共奏健脾利湿之功。

肥胖本属虚,可兼有湿、痰、水、瘀等邪实内聚,气虚与痰湿是本病的关键因素,因此立法用方要全面考虑,辨证施治,注意用药剂量,随证加减。一般来说,治疗肥胖时用药必须重些,因为无论哪种类型的肥胖都不是一日形成的,而是经过相当长的时间形成的,但对于体虚患者,用药要轻灵,防止药伤病体,欲速则不达。在治疗过程中,患者除坚持服药外,尤应注意调节饮食,不要吃得过饱,以清淡饮食为好,多吃富含膳食纤维的素菜,以利排泄,还要坚持运动,防止能量过剩。

## 第六节
# 骨　痿

赵某，女，66 岁，汉族。

初诊时间：2017 年 7 月 11 日。

患者近 3 年来逐渐出现腰部疼痛，乏力，盗汗，在外院查腰部 X 线片提示第 2 腰椎压缩性骨折、腰椎退行性变。患者面色萎黄，精神不振，纳眠可。舌暗淡，苔少，脉细缓，尺脉沉而无力。

诊断：骨痿。

辨证：肾精亏虚。

治法：补肾填精，强筋健骨。

方药：六味地黄丸合二至丸加减。熟地黄 20g（后下），山药 20g，山茱萸 15g，泽泻 15g，茯苓 15g，牡丹皮 15g，千年健 20g，何首乌 20g，墨旱莲 15g，女贞子 15g，杜仲 20g，桂枝 6g，龙骨 30g（先煎），牡蛎 30g（先煎），浮小麦 20g。10 剂，日 1 剂，水煎分两次温服。

其他治疗：碳酸钙 $D_3$ 咀嚼片口服，每次 300mg，每天 1 次；骨化三醇软胶囊口服，每次 1 粒，每天 1 次；维生素 $D_2$ 注射液肌内注射，每次 15mg，每周 1 次。嘱患者多摄入高钙食物，增加户外活动。

二诊时间：2017 年 7 月 25 日。

患者现无盗汗，乏力、腰痛减轻。初诊方去浮小麦，再进 10 剂。余治疗同前。

三诊时间：2017 年 8 月 7 日。

患者现仍有轻度腰痛，无明显乏力及其他不适。继服二诊方 10 剂后停药，2 个月后复查。

【按语】

骨痿，亦称肾痿，语出《素问·痿论》，属痿证之一，症见腰背酸软，难以直立，下肢痿弱无力，面色暗黑，牙齿干枯等，由大热灼伤阴液，或长期过劳，肾精亏损，肾火亢盛，骨枯髓减所致。《素问·痿论》曰：肾气热，则腰脊不举，骨枯而髓减，发为骨痿……有所远行劳倦，逢大热而渴，渴则阳气内伐，内伐则热舍于肾，肾者水脏也，今水不胜火，则骨枯而髓虚，故足不任身，发为骨痿。治宜滋阴清热，补肾填精，常用虎潜丸、地黄饮子、滋阴补髓汤、金刚丸、牛膝丸等方。

患者所患为较典型的老年性腰痛，除注意长期调补外，坚持导引锻炼也十分重要，在日常生活中应劳逸结合，注意饮食中钙的补充，避免震荡及大幅度活动。本病例中医辨证属肾精亏虚，故以六味地黄丸合二至丸为基础方补肾强腰，加用杜仲补肝肾，强筋骨，加用千年健、何首乌益肾填精，配伍桂枝，取"阴得阳助，则生化无穷"之意，加用浮小麦收涩敛汗。骨痿与西医学的骨质疏松症相似，现代药理学研究显示龙骨、牡蛎可补钙，缓解骨质疏松，故联合应用。

## 第七节

# 汗 证

### 病案一 营卫不和证

郑某，女，84岁，汉族。

初诊时间：2015年7月20日。

患者低热不退，精神疲惫，乏力，汗出不止，周身酸痛，恶风，头痛。舌淡，苔薄白，脉浮缓。既往有高血压、冠心病病史10余年，平素口服"硝苯地平片"及"阿司匹林肠溶片"，血压控制尚可。

诊断：汗证。

辨证：营卫不和。

治法：调和营卫。

方药：桂枝汤加减。桂枝9g，白芍9g，生姜6g，大枣6g，炙甘草3g，紫苏叶6g，荆芥9g，防风9g，龙骨15g（先煎），牡蛎15g（先煎），黄芪20g。7剂，日1剂，水煎400mL，分两次饭后温服。

二诊时间：2015年7月30日。

患者诉服药后汗出及周身酸痛症状明显减轻，近日心胸憋闷不适。舌暗可见瘀点，脉弦涩。改用血府逐瘀汤加减理气活血，通经活络，调和营卫，7剂。

三诊时间：2015年8月8日。

患者用药后胸闷症状有所缓解，无其他不适。继服二诊方 7 剂。

【按语】

汗证是由人体阴阳失调，营卫不和，腠理开合不畅引起的，以汗液外泄为主要表现。本病例属自汗范畴，自汗多由表虚之人感受风邪，营卫失和，腠理不固所致，初诊方以桂枝为君，用以解肌发表，散外感之风寒，以白芍为臣，益阴敛营。桂、芍相合，一治卫强，一治营弱，合则调和营卫，相须为用。生姜辛温，既能助桂枝解肌，又能暖胃止呕。大枣甘平，既能益气补中，又能滋脾生津。姜、枣相合，还可以升腾脾胃生发之气而调和营卫，所以共为佐药。灸甘草之用有二：一来作为佐药，益气和中，合桂枝以解肌，合芍药以益阴；二来作为使药，调和诸药。此外，患者汗多，年迈气虚，故加龙骨、牡蛎以固涩敛汗，加黄芪以益气固表，加紫苏叶、荆芥、防风以解表祛风。患者有冠心病病史，二诊时病情转而变为血瘀证明显，故调整方药为血府逐瘀汤加减以理气活血，通经活络，调和营卫，进一步巩固疗效。

## 病案二　表虚自汗证

曹某，男，42 岁，汉族。

初诊时间：2016 年 9 月 13 日。

患者诉近 6 个月每遇风即大汗不止，伴有头痛，恶寒乏力，失眠，五心烦热，腰膝酸软无力，大便秘结，小便少。曾在外院就诊，予以"玉屏风散"加减治疗一月余，未明显好转。舌质红，苔白，脉弦。既往糖尿病病史 15 年。

诊断：汗证。

辨证：表虚自汗。

治法：益气固表止汗。

方药：甘麦大枣汤加减。甘草 10g，浮小麦 30g，太子参 20g，大枣 15g，黄芪 30g，茯苓 20g，白芍 20g，白茅根 30g。9 剂，日 1 剂，水煎分两次温服。

二诊时间：2016 年 9 月 22 日。

患者服药 9 剂后，症状明显好转，恶风，汗出已少，精神、体力见佳。舌质红，边有齿痕，脉稍弦。初诊方加白术 12g，6 剂，用法同前。

三诊时间：2016 年 9 月 29 日。

患者自诉服药 6 剂后遇风出汗症状明显好转，但迎风时仍有少量汗出，无心慌，胸闷症状改善，睡眠差，小便较多，大便正常。舌质淡，苔白，脉弦。继服二诊方。

1 个月后随访，患者已服二诊方 20 剂，未见复发。

【按语】

在患者出现的汗出、心悸、乏力、头痛、失眠等症状中，遇风汗出是主症，故诊断为汗证，其原因为阴阳偏胜及气血不和，一般认为自汗是由阳虚所致，盗汗则由阴虚所致，但五脏之虚衰皆能导致汗证，尤以心肾亏虚者为甚。本病案中患者汗出而兼有心悸，为心阴虚所致，故来诊前服玉屏风散加减方未能奏效，这是没有掌握特殊规律进行正确辨证的体现，改为甘麦大枣汤加减后起效，说明辨证准确了。初诊方中甘草、浮小麦、大枣补虚养心，太子参、黄芪益气固表，白茅根、白芍敛阴止汗，茯苓利水渗湿，宁心，与单纯的表虚自汗使用玉屏风散的情况有别。

## 第八节

# 梅核气

李某，女，42 岁，汉族。

初诊时间：2016 年 7 月 11 日。

患者 1 个月前因家中琐事而情志不遂，大怒后自觉咽部不适，似有异物阻塞，咯之不出，咽之不下，此后情志调畅则不适减轻，每遇情志不遂则不适加重。现患者咽部堵闷不舒，咽干少津，口燥而苦，胸胁胀满伴隐痛，纳差，夜寐不安。舌红绛，苔黄燥，脉滑数。既往体健，无家族遗传病史，无特殊病史，无手术及外伤输血史，无药物及食物过敏史。

诊断：梅核气。

辨证：肝郁化火。

治法：疏肝理气，清热养阴。

方药：龙胆泻肝汤加减。龙胆草 15g，通草 15g，黄芩 10g，栀子 10g，当归 10g，生地黄 20g，泽泻 10g，柴胡 10g，甘草 6g，延胡索 20g，川楝子 10g，天花粉 20g，陈皮 10g，清半夏 15g，厚朴 15g，茯苓 10g。7 剂，日 1 剂，水煎分两次温服。

二诊时间：2016 年 7 月 19 日。

患者服初诊方 7 剂后复诊，现咽部堵闷感、胸胁胀痛减轻，纳可，夜寐渐安。舌红，苔薄黄，脉数不滑。患者服药后肝气得疏，火势除之大半，故初诊方去黄芩、川楝子，龙胆草用量减为 10g，茯苓用量加至 15g，加白术 10g 以增强健脾化痰之功。7 剂。

三诊时间：2016年7月26日。

服二诊方7剂后，患者胸胁胀痛之症已除，情志不畅时仍感咽部堵闷（较前有所减轻），纳眠可。舌淡红，苔薄白，脉滑。

患者病势已去，仅偶有咽部不适感，可停药，以自我调适为主。不适随诊。

【按语】

"梅核气"一名首见于宋代《南阳活人书》，有关病证记载最早见于《灵枢·邪气脏腑病形》，即心脉"大甚为喉吤"，言喉间有物。梅核气是以如梅核塞于咽喉，咯之不出，咽之不下，时发时止，但不影响进食为特征的疾病。西医学的咽部神经症，或称癔球症，见上述症状者可归属中医学"梅核气"范畴。该病患者以女性居多。

《金匮要略·妇人杂病脉证并治》载述的"咽中如有炙脔"，当属此病。《古今医鉴》曰：梅核气者，窒碍于咽喉之间，咯之不出，咽之不下，核之状者是也。始因喜怒太过，积热蕴隆，乃成厉痰郁结，致斯疾耳。《万病回春》曰：梅核为病，大抵因七情之气郁结而成。或因饮食之时，触犯恼怒，遂成此症。唯妇人、女子患此最多。治宜开郁顺气、利膈化痰清肺为主……治七情之气结成痰气，状如梅核；或如破絮在咽喉之间，咯不出，咽不下；或中脘痞满，气不舒快；或痰涎壅盛，上气喘急；或因痰饮，恶心呕吐……梅核气大多由情志郁结，痰气凝滞所致，治宜理气解郁化痰，常用半夏厚朴汤、加味四七汤、噙化丸等方。

梅核气的核心病机为痰郁，气滞痰结，肺气失宣，导致咽喉不利，故自觉咽中有异物阻塞，吞不下、吐不出。此患者发病的诱因有情志不遂等，发病后症状轻重与情志是否舒畅密切相关，基本病机为肝气郁滞，日久化火，故治以疏肝理气，清热养阴。因本病多由情志不遂引起，故在药物治疗的同时，更应重视患者自身的情志调摄。

该患者属梅核气之肝郁化火证，故以清肝利胆之经方龙胆泻肝汤为基础方，加用延胡索、川楝子疏肝理气止痛，以陈皮、清半夏相伍理气化痰。患者咽干少津，口燥而苦，热邪伤阴，故配伍天花粉以养阴生津。脾为生痰之源，且"见肝之病，知肝传脾，当先实脾"，故加茯苓、厚朴健脾实脾。全方共奏疏肝理气、清热养阴之功。

## 第九节
# 头　痛

### 病案一　肝阳上亢化风证

阿某，女，67 岁，回族。

初诊时间：2015 年 8 月 4 日。

患者近 1 周头胀痛不可耐受，心烦易怒，夜眠欠安，口苦、面红，双眼干涩，伴见胁肋部隐痛。舌红，苔黄厚，脉弦。既往高血压病史 3 年，平素血压控制不理想，无糖尿病、冠心病等其他基础疾病病史，无肝炎、结核等传染病病史，无药物及食物过敏史，无外伤手术及输血史。

诊断：头痛。

辨证：肝阳上亢化风。

治法：平肝潜阳，化风止痛。

方药：天麻钩藤饮加减。天麻15g，钩藤15g（后下），石决明20g（先煎），牛膝15g，黄芩10g，杜仲15g，桑寄生15g，茯苓20g，首乌藤20g，益母草15g，夏枯草15g，龙胆草15g。7剂，日1剂，水煎分两次温服。

二诊时间：2016年8月11日。

患者诉服初诊方后自觉症状较前减轻，但头痛朝轻暮重，劳累后明显加重。初诊方加生地黄18g，制何首乌15g，女贞子15g，枸杞子15g，7剂，日1剂，水煎分两次温服。

三诊时间：2016年8月20日。

患者诉诸症明显缓解。继服二诊方7剂以巩固疗效。

【按语】

头痛是由于外感或内伤致脉络绌急或失养，清窍不利，进而引起的以患者自觉头痛为主要表现的病症。患者肝郁化火，肝火上炎，症见头痛剧烈、面赤口苦、心烦易怒，故加夏枯草、龙胆草以泻肝胆实火。患者肝肾阴虚，可致头痛朝轻暮重，遇劳加重，故二诊时加生地黄、制何首乌、女贞子、枸杞子以滋养肝肾之阴。

## 病案二　风痰上扰证

马某，男，47岁，青海民和人。

初诊时间：2016 年 4 月 17 日。

患者半年前患外感病后出现头痛、头晕，后外感渐愈，但头痛、头晕仍反复发作，有困重感，如戴帽子，眩晕如乘舟车，时有呕恶，记忆力下降，疲乏无力。舌淡暗，苔白腻，脉弦滑。

诊断：头痛。

辨证：风痰上扰。

治法：燥湿化痰，息风止痛。

方药：半夏白术天麻汤加减。清半夏 15g，白术 20g，天麻 10g，钩藤 10g（后下），陈皮 10g，茯苓 10g，白芍 15g，川芎 10g，僵蚕 10g，蔓荆子 15g，甘草 6g。5 剂，日 1 剂，水煎分两次温服。

服药后患者头痛、头晕症状较前减轻。继服初诊方 10 剂巩固治疗后症状消失。

【按语】

半夏白术天麻汤出自《医学心悟》，处方构成为半夏、白术、天麻、橘红、茯苓、甘草、生姜、大枣，功用为燥湿化痰，平肝息风，主治痰饮上逆，痰厥头痛，症见胸膈多痰，动则眩晕，恶心呕吐。方中半夏燥湿化痰，降逆止呕，天麻平肝息风而止头晕，为君；白术运脾燥湿，茯苓健脾渗湿，为臣；橘红理气化痰，生姜、大枣调和脾胃，为佐；甘草调和诸药，为使。诸药相伍，共奏燥湿化痰、平肝息风之功。

《医学心悟》记载的半夏白术天麻汤以治疗痰湿内盛，蒙蔽清阳为主。《东垣十书》记载的半夏白术天麻汤中有人参、黄芪等药，除燥湿化痰外，还有健脾之功，脾气健运则痰湿自除。

现代药理学研究显示半夏白术天麻汤具有抗炎、抗氧化功效，对神经内分泌功能有调节作用，还具有镇静、抗惊厥、抗癫痫、镇痛、降压、保护心肌等作用，治疗风痰上扰之头痛疗效显著。

本案紧扣病机，抓住痰、湿、风三个主要病理因素，治疗以化痰、燥湿、息风为主，疗效满意。

## 第十节
# 脱 发

吴某，男，37 岁，回族。

初诊时间：2017 年 3 月 17 日。

患者自 2011 年开始出现失眠，后半夜易醒，醒后再入睡难，2014 年 8 月开始出现脱发，曾于私人诊所就诊，口服中药治疗，疗效欠佳。现症见失眠，脱发，胸闷，气短，心烦，无心悸，无怕冷或怕热，头皮油腻，纳可，大便稀，每天 1 次，小便调。头发稀疏，有片状斑秃，双侧甲状腺无肿大，未触及结节。舌暗红，苔白略腻，脉沉。既往高脂血症、高尿酸血症病史 3 年。

诊断：脱发。

辨证：脾肾两虚。

治法：益肾补肝，健脾祛湿，滋阴养血。

方药：七宝美髯丹加减。太子参 20g，黄芪 30g，炒白术

20g，茯苓 20g，丹参 20g，煅牡蛎 30g（先煎），枸杞子 16g，山药 20g，山茱萸 15g，当归 16g，制何首乌 16g，桑叶 10g，拳参 16g，赤芍 16g，白扁豆 20g，五味子 10g，浮小麦 30g。6 剂，日 1 剂，水煎分两次温服。

二诊时间：2017 年 3 月 24 日。

患者连服初诊方 14 剂后，诉晨起梳头时大把脱发的情况逐渐减少，眠欠佳。舌暗红，苔白腻，脉沉。初诊方改茯苓 30g，加生地黄 15g，牡丹皮 10g，酸枣仁 30g。

【按语】

脱发包括脂溢性脱发、斑秃、早秃等。中医学认为发为血之余，发为肾之华，头发稀疏或干枯不荣多为肝肾不足所致。肝肾虚亏，精血不足，不能随气上营皮肤，以致腠理不固，风邪乘虚而入，风盛血燥，发失所养，则发枯而脱。此外，情志不遂、气血失调也与本病的发生有密切联系。唐代至明代，医家主要从血论治脱发，主要治法为补益气血、清热养阴、祛风除湿等；清代至中华人民共和国成立之前，医家在总结完善前人观点的基础上，提出了血瘀导致脱发的新观点；中华人民共和国成立以后，脱发的治疗南北各异，北方注重清热祛风润燥，南方注重清热利湿。根据脏腑理论，脱发以肝肾不足为本，以血瘀、血热、湿热为标。本病有虚有实，治法以补益肝肾、健脾祛湿、滋阴养血、清热凉血、活血祛瘀为主。本案初诊方中太子参益气健脾，生津润肺；黄芪益气固表；茯苓健脾利湿；炒白术益气健脾，燥湿利水；白扁豆健脾化湿；枸杞子、山茱萸补益肝肾，涩精固脱；山药补脾养肺，固肾益精；丹参、赤芍清热凉血，祛瘀活血；当归补血活血；五味子收敛固涩，益气生津，宁心安神；浮小麦除虚热，止汗；制何首乌养血滋阴，润肠通便，祛风解毒；桑叶疏散风热，清肺明目；拳参清热解毒，凉血止血，镇肝息风；牡蛎敛阴潜阳，软坚化痰。

# 痞 病

石某，男，46岁，汉族，青海黄南人。

初诊时间：2015年5月10日。

患者诉半年前无明显诱因出现胃脘部胀满、乏力等症，饭后尤甚，伴口干，口黏多痰，曾至外院就诊，行胃镜等检查提示浅表性胃炎，口服葡萄糖耐量试验提示糖耐量异常，给予"胶体果胶铋"等药物治疗后效果不显著，纳食一般，睡眠可，小便调，大便偏干。舌红，苔黄腻，脉细弦。

诊断：痞病。

辨证：肝胃郁热。

治法：开郁清热，消痞散结。

方药：大柴胡汤合半夏泻心汤加减。柴胡10g，黄芩20g，黄连10g，枳实10g，清半夏15g，太子参10g，枳壳6g，陈皮10g，大黄6g，甘草6g，大腹皮15g。5剂，日1剂，水煎分两次温服。

二诊时间：2015年5月17日。

患者服初诊方后腹胀、口干症状较前明显改善，大便通。

守方继服5剂后，症状全消。

【按语】

痞病是指心下痞塞，胸膈满闷，触之无形，按之不痛，望无胀大的病症，多由机体脾胃素虚，内外之邪乘袭所致，多为慢性起病，时轻时重，缠绵难愈，反复发作。本病的发病和加重常与饮食、情绪、起居、气候等因素有关，比如《素问·六元正纪大论》说"太阴所至为积饮否隔"，《素问病机气宜保命集》说"脾不能行气于肺胃，结而不散则为痞"。痞病在消渴病早期较常见到，尤其在高原地区，人们以高热量、高蛋白饮食为主，故肥胖者较多，肥胖者多痰、多湿，故日久易形成痞病。本案选用大柴胡汤合半夏泻心汤加减，重用黄芩以清热、通阳明胃腑，全方共奏清通肝胃郁热之效，体现了开郁清热、消痞散结的治疗理念。

## 第十二节

# 心 悸

### 病案一　心脾两虚证

曹某，男，62岁，汉族。

初诊时间：2015年7月25日。

患者诉胸闷、心悸2年，近2个月胸闷、心悸发作频繁，活动后加重，伴有疲乏无力，气促，头晕，四肢不温，以下肢为甚。患者曾在我省多家医院就诊，心率波动在40～120次/分，心电图提示窦性心动过缓，偶有心动过速，动态心电图检查示窦性心律，房室交界区性逸搏，间歇性二度Ⅱ型房室传导阻滞，频发房性期前收缩（"房性期前收缩"也称"房早"），短阵房性心动过速（"房性心动过速"也称"房速"），明确诊断为病态窦房结综合征，予以西医治疗，疗效欠佳，要求行心脏起搏器手术治疗。舌质淡红，苔白略腻，脉沉细结代。

诊断：心悸。

辨证：心脾两虚。

治法：补血养心益气。

方药：归脾汤合炙甘草汤加减。白术20g，当归20g，茯苓30g，黄芪30g，远志10g，龙眼肉20g，炙甘草20g，生姜9g，麦冬10g，桂枝10g，太子参30g，木香10g，川芎10g，檀香10g，仙茅10g，淫羊藿10g，大枣20g。9剂，日1剂，水煎400mL，分两次饭后温服。

二诊时间：2015年8月4日。

患者服初诊方9剂后，诉心悸、胸闷、头晕症状明显减轻，轻微活动后无特殊不适，测心率90次/分。舌质较前转淡，苔薄白腻，脉沉细结代。初诊方加服珍珠母30g（先煎），煅磁石20g（先煎）以重镇安神。6剂，服法同前。

三诊时间：2015年8月9日。

患者诉服药4剂后出现身热不适，伴有心慌，活动后加重，测心率108次/分，考虑方药中温阳之品太过，故二诊方去仙茅、淫羊藿。5剂，服法同前。

四诊时间：2015 年 8 月 14 日。

患者诉心慌胸闷及头晕症状基本消失，身热不适缓解，能进行日常活动，故继服三诊方 10 剂。

五诊时间：2015 年 8 月 25 日。

患者自觉脉率齐整，测心率为 80 次 / 分左右，轻微活动尚可，活动量增加后可出现头晕、心慌，夜寐可，时常因担心病情而紧张，情绪不宁。舌质瘀暗，苔薄白腻，脉沉细数。三诊方去珍珠母、煅磁石，加酸枣仁 20g，10 剂。

【按语】

心悸是患者自觉心中悸动，惊惕不安，甚至不能自主的一种病证，常阵发，可与胸闷、气短、失眠、眩晕、耳鸣等症同时出现。心悸可由外因引起，也可由内因所致，病程可长可短，病情可轻可重，其基本病因为心失所养或心神被扰，病位在心，与肝、脾、肾相关。本病案初诊方中用甘温之太子参、黄芪、白术、炙甘草补脾益气以生血，使气旺而血生；当归、川芎、龙眼肉甘温，可补血养心；茯苓（也可用茯神）、远志宁心安神；木香辛香而散，可理气醒脾，与益气健脾药配伍，既能复中焦运化之功，又能避免大量益气补血药滋腻碍胃，使补而不滞，滋而不腻；生姜、大枣调和脾胃，以资化源；麦冬滋心阴，养心血，充血脉；桂枝、仙茅、淫羊藿辛行温通；檀香理气调中，散寒止痛。全方共奏益气补血、健脾养心之功。本方的配伍特点一是心脾同治，重点在脾，脾旺则气血生化有源，二是气血并补，但重在补气，气为血之帅，气旺则血自生，血足则心有所养。

## 病案二 阴阳两虚证

马某，男，47岁，回族。

初诊时间：2015年3月2日。

患者胸闷心悸3个月，加重伴乏力1周。患者诉3个月前于活动后出现胸闷及阵发性心悸，休息后症状缓解，遂未予重视，后上述症状逐渐加重，偶于静息状态下突发心悸，发作时烦躁易怒，自行服用"救心丸"后心悸稍缓解，烦闷顿减。1周前上述症状再发加重，乏力明显，少气懒言，至当地医院就诊查心电图示窦性心律不齐，心率67次/分，ST段改变。舌暗红，有瘀点，苔薄白，脉结代。

诊断：心悸。

辨证：阴阳两虚。

治法：滋阴养血，温阳益气。

方药：炙甘草10g，党参16g，生地黄10g，桂枝10g，麦冬10g，阿胶12g（烊化），丹参20g，火麻仁20g，大枣10g，生姜10g。5剂，日1剂，水煎分两次温服。

二诊时间：2015年3月12日。

患者诉服用初诊方5剂后胸闷心悸等症明显改善，情绪改善，遂自行续服初诊方5剂，现静息状态下无明显胸闷心悸，无明显烦躁易怒，但仍稍乏力，晨起、午睡后明显，活动后易出汗。初诊方加黄芪30g，7剂。

1周后随访，患者诉未出现胸闷、心悸等症。

**【按语】**

炙甘草汤来源于张仲景的《伤寒论》，又名复脉汤，为气血双补之剂。本案初诊方重用炙甘草为君，取其甘温补中之效；桂枝温补心阳，生地黄益气滋阴，党参、大枣益心气，补脾气，共为臣药；阿胶、麦冬滋心阴，养心血，火麻仁滋阴润燥，生姜辛温走散，温心阳，通血脉，皆为佐药；该患者心悸病史不长，舌暗，有瘀点，发作时心情烦躁，故加用丹参活血祛瘀，清心除烦。诸药合用，温而不燥，滋而不腻，共奏益气养血、滋阴复脉之功。

## 第十三节
# 郁　证

马某，女，65 岁，西宁人。

初诊时间：2014 年 3 月 11 日。

患者诉半年前与人口角后逐渐出现右胁部隐痛，伴心烦急躁，乏力，口干，口苦，善太息，夜寐不安，多梦，于外院行腹部超声检查提示脂肪肝，肝功能检查未见异常。舌红，苔黄略腻，脉弦。

诊断：郁证。

辨证：肝郁气滞。

治法：疏肝解郁理气。

方药：逍遥散加减。柴胡 15g，白芍 10g，当归 10g，白术 10g，茯苓 10g，郁金 10g，香附 10g，川芎 10g，牡丹皮 15g，栀子 10g，延胡索 15g，炙甘草 6g，首乌藤 30g。6 剂，日 1 剂，水煎分两次温服。

二诊时间：2014 年 3 月 17 日。

患者服初诊方 6 剂后，诉右胁部隐痛症状稍有缓解，心烦症状有所改善，睡眠较前安稳，但仍多梦。初诊方加珍珠母 20g（先煎），合欢皮 15g，龙胆草 15g。

患者服药 24 剂后，诸症消失，情绪稳定。

【按语】

郁证是因情志不畅，气机郁滞而引起的，以心情抑郁，情绪不宁，胸部满闷，胁肋胀痛，或易怒易哭，或咽中如有异物梗阻等为主要临床表现的一类病证，女性多见，西医学的神经症、神经衰弱、癔症，以及更年期综合征见上述表现者，可按本病辨证施治。《医经溯洄集》曰：凡病之起，多由乎郁。郁者，滞而不通之意。郁证的治疗应注重疏肝调气，气机通调则郁自消。逍遥散出自《太平惠民和剂局方》，方中既有柴胡疏肝解郁，又有当归、白芍养血柔肝，其中当归芳香可以行气，味甘可以缓急，是治疗肝郁血虚之要药。白术、茯苓健脾祛湿，使运化有权，气血有源。炙甘草益气补中，可缓肝之急，虽为佐使之品，却有襄赞之功。全方既补肝体，又助肝用，气血兼顾，肝脾同治，使肝体得畅，血虚得养，脾虚得补，诸症自愈。

随着社会环境及生活方式的变化，郁证的发病率逐年增高，社会心理因素的致病作用越来越受到重视。西医治疗有一定的局限性，若能结合中医治疗，辨证准确，立法得当，选方精要，可取得满意的疗效。

# 第十四节
# 紫 癜

吴某，女，23 岁，汉族。

初诊时间：2016 年 3 月 15 日。

患者诉 1 周前无明显诱因出现双下肢广泛皮疹，色紫暗，压之不退色。无皮肤瘙痒，无下肢关节疼痛，无腹痛腹泻，查尿常规（－）。舌质暗，苔薄白，脉滑数。既往体健，无特殊病史。无药物及食物过敏史。

诊断：紫癜。

辨证：血热妄行。

治法：益气脱敏，清热凉血。

方药：消风散加减。柴胡 10g，当归 10g，赤芍 16g，茯苓 16g，荆芥 10g，蝉蜕 10g，地肤子 16g，苦参 10g，白鲜皮 10g，薏苡仁 16g，僵蚕 10g，全蝎 6g，蜂房 10g，连翘 10g，甘草 10g，蛇床子 16g，杜仲 16g，乌梅 10g。5 剂，日 1 剂，水煎分两次温服。

二诊时间：2016 年 3 月 20 日。

患者服药 5 剂后，双下肢皮疹数量较前减少，无其他不适。舌质转淡，苔薄白，脉数不滑，提示热势渐去，离经之血渐消，血运通畅。初诊方去柴胡、赤芍，余同前，再进 5 剂。

三诊时间：2016年3月25日。

患者双下肢皮疹完全消退，无特殊不适。舌淡，苔薄白，脉平。患者病愈，气血调和，阴平阳秘。嘱患者避风寒，慎起居，畅情志。

**【按语】**

《普济方》曰：夫紫癜风之状，皮肤皱起生紫点，搔之皮起而不痒痛是也。此由风邪夹湿客在腠理，营卫壅滞，不得宣流，蕴于皮肤，致令色紫，故名紫癜风。

紫癜属于中医学"紫斑"范畴。中医学认为紫癜的发生与气血运行不畅、脏腑功能失调等因素有关，是血液流动不畅，凝滞在局部组织导致的，是血瘀的一种表现形式，症见皮肤或黏膜下出现瘀点、瘀斑，压之不退色。紫癜可伴有鼻衄、齿衄等症状，严重时甚至可能出现呕血、便血、尿血等。紫癜的病因可分为外因和内因，外因主要是外感风热之邪，湿热夹毒蕴阻于肌表血分，迫血妄行，外溢皮肤孔窍，内因则主要是素体心脾气血不足，肾阴亏损，虚火上炎，血不归经。根据病因的不同，紫癜可分为实证和虚证两类，治疗方法也有所区别。

本案患者所患的紫癜属于血热妄行证，方中以柴胡为君清热解表，赤芍清热凉血，当归养血，茯苓、苦参、薏苡仁燥湿健脾，蝉蜕、地肤子、白鲜皮、蛇床子、荆芥祛风止痒，未病先防，蜂房、僵蚕、全蝎联用，可加强全方祛风之效，连翘清热解毒，疏散风热，杜仲培补肝肾，因诸药祛风之力较强，易伤人阴津，故配伍酸涩的乌梅保护阴液，最后以甘草调和诸药。全方从清血热、散风邪的角度出发，共奏清热凉血脱敏之功。